Olaf Amels

(K)ein Leben ohne Nasenspray

Wege aus der Abhängigkeit

Ein Erfahrungsbericht

Herstellung und Verlag: Books on Demand GmbH, Norderstedt.

ISBN 978-3839104569

Zweite Auflage 2009

Printed in Germany

Wo ein Wille ist, ist auch ein Weg!

Inhalt

Vorwort

Ich nehme nun seit etwa zwei Jahrzehnten regelmäßig Nasenspray. Täglich. Ohne Ausnahme. Jeden Tag. Mehrmals am Tag. Oft am Tag. Ich gehe nie ohne Spray aus dem Haus. Ich gehe, wenn ich zuhause bin, nicht einmal ohne Nasentropfen in ein anderes Zimmer. Ich trage sie immer bei mir.

Und sollte es doch einmal vorkommen, dass ich sie nicht dabei habe, dann suche ich es, dann suche ich das Elixier, das mich am Riechen hält. Das mich durchatmen lässt. Das mich frei hält von Druck, frei von Kopfschmerz, frei von Entzugserscheinungen aller Art.

Für den Fall, dass mein Fläschchen einmal leer sein sollte, was zurzeit etwa alle zwei Wochen geschieht, habe ich Reserven angelegt. Ein Fläschchen im Medizinschrank, für den Fall, dass es daheim passiert. Ein Fläschchen im Auto für unterwegs. Ein Fläschchen im Büro.

Vor zehn, zwölf Jahren habe ich einen Hals-Nasen-Ohren-Arzt aufgesucht. Nicht wegen meiner Sucht. Wegen anderer Wehwehchen. Beiläufig habe ich ihm gestanden, dass ich seit einigen Jahren sprühe. Und was hat er gesagt? Er hat mir tatsächlich einen Freibrief gegeben. Gott sei Dank. Ich durfte weitermachen. Er sagte wortwörtlich: „Wenn Sie es brauchen, dann nehmen Sie es!“. Das hat mich erleichtert. Ungemein erleichtert. Kein Entzug. Keine Unannehmlichkeiten. Einfach weiter. Alles klar.

Wenn ich es brauche, dann nehme ich es! So ist es noch heute. Und ich brauche es oft. Sehr oft. Meist stündlich. Außer nachts. Nachts reicht es aus, zweimal aufzuwachen, neben den Wecker zu greifen und gehörig einzufahren. Wenn die Nase nach ein paar Minuten nicht frei wird, dann eben noch ein- bis zweimal nachpumpen, umdrehen, wirken lassen und zurück ins Reich der Träume. Morgens dann als Allererstes der Griff zum Fläschchen und gemeinsam mit dem kleinen Helfer ins Badezimmer.

Vor ein paar Jahren hat mir ein Arbeitskollege von einer Bekannten erzählt. Sie war auch abhängig. Lange abhängig. Und jetzt hat sie den Salat. Stinknase. Stinknase? Was das ist? Ich will es gar nicht wissen. Egal. Weiter. Verdrängen. Wenn ich es brauche, dann nehme ich es...

Dann vor ein, zwei Jahren, ein erneuter Besuch beim HNO. Diesmal nicht wegen Wehwehchen. Diesmal wegen Abhängigkeit. Diesmal wegen handfester Sucht. Seit fast 20 Jahren. Jetzt spricht der Arzt von Operation. Jetzt heißt es plötzlich nicht mehr „Wenn Sie es brauchen, dann nehmen Sie es". Jetzt will er meine Sucht mit dem Skalpell herausschneiden.

Doch vorher noch einen Versuch. Kortison. Zusätzlich. Für ein halbes Jahr. Morgens vor dem Frühstück.

Anfangs ging es besser, dachte ich. Ich sprühte nicht mehr ganz so oft. Doch dann: die alte Leier. Wie gewohnt. Ernüchterung.

Nach dem halben Jahr ging ich dann erneut zum Arzt. Dieser überreichte mir den Aufklärungsbogen zur OP. Ich würde nur drei kurze Wochen ausfallen. Natürlich seien die ersten Tage nach der Operation ein wenig unangenehm. Wegen der Tamponaden in der Nase. Und wegen des Entzugs. Doch dann, nach drei Wochen, stünden die Chancen gar nicht schlecht, kein Spray mehr zu benötigen. Oder weniger jedenfalls. Immerhin läge die Wahrscheinlichkeit bei gut 80 %.

Und wenn ich die Operation ablehnen würde? Nun, dann ginge es halt so weiter wie bisher. Einfach nur so weiter. Kein Entzug. Keine Unannehmlichkeiten. Alles klar. Wenn ich es brauche, dann nehme ich es...

Ich lehnte ab. Und machte weiter. Ich machte weiter bis heute. Und ich mache weiter bis morgen, vermutlich bis zum Sankt-Nimmerleins-Tag.

Doch nun will ich immer mehr da raus. Jetzt will ich einfach weg davon. Ich will die Ketten sprengen und endlich frei sein. Will nicht mehr suchen müssen nach dem Teufelszeug. Will es nicht mehr mit mir herumtragen. Will mir nicht mehr vor mir selbst die Blöße geben, versklavt zu sein. Will nicht mehr schniefen und schnäuzen müssen wieder und wieder, unzählige Male jeden Tag.

Ich habe im Internet gelesen, dass wir viele sind. Viele hängen davon ab. Wie viele genau, ist nicht bekannt. Dort ist von 100.000 Menschen in Deutschland die Rede. Andere sagen, es wären Millionen. Viele wollen aufhören. Viele fangen heute erst damit an. Viele sind gescheitert und viele haben es geschafft. Nun will ich es auch schaffen und vielleicht gelingt es dem Einen oder Anderen mit mir gemeinsam. Das wäre toll. Dann hätte es sich gelohnt...

Erkelenz, im Frühjahr 2009

Olaf Amels

Am Anfang vom Ende

Nun will ich also weg davon. Nun setze ich mir ein Ziel. In 100 Tagen will ich wissen, wie es weitergeht. In 100 Tagen will ich endlich davon los sein oder unters Messer gehen.

Für die nächsten 100 Tage verschreibe ich mir selbst ein kleines Rezept, welches aus verschiedenen „Wirkstoffen“ besteht:

Am Anfang steht die Selbstbeobachtung. Das ist schön einfach. Erst einmal sich selbst und seine Gewohnheiten beobachten und seinen Startpunkt definieren. Wer zu einem Ziel gelangen will, muss schließlich wissen, wo er steht, muss wissen, von welchem Punkt aus er losfährt. Also erst einmal kein Entzug und keine Unannehmlichkeiten. Herantasten. Schön langsam. Sich mit dem Gedanken anfreunden und einige Informationen sammeln. Hintergrundinformationen. Aus dem Internet, vielleicht aus Büchern oder sonst wo her. Und Erfahrungsberichte. Erfahrungsberichte von Leidensgenossen. Wie sie es geschafft haben oder wie sie gescheitert sind. Und dann experimentieren. Welche Möglichkeiten gibt es aufzuhören? Welche ist die Geeignete für mich? Welche Hilfsmittel werden angeboten? Einfach ausprobieren. Und immer wieder Selbstbeobachtung.

Ich werde etwas machen, was ich noch nie getan habe. Ich werde Tagebuch führen, 100 Tage lang. Während ich meinem gewohnten Tagesablauf nachgehe, werde ich immer wieder innehalten und mir das „Projekt Nase“ bewusst machen. Allerdings habe ich nicht vor, Sie, liebe Leserinnen und Leser, mit meinen täglichen Aufzeichnungen zu langweilen. Nur wenn ich denke, dass die künftigen Begebenheiten von besonderer Bedeutung sind, werde ich Sie daran teilhaben lassen.

Morgen ist Montag. Ein guter Tag für einen Anfang. Einen Anfang, der das Ende heraufbeschwört. Einen Anfang für ein Leben ohne Nasenspray...

Selbstbeobachtung, Teil 1

Erster Tag

Ich beginne den ersten Tag mit einer Liste. Wie lange ich sie führen werde, weiß ich noch nicht. Vielleicht einige Tage, vielleicht eine Woche, vielleicht sporadisch oder auch 100 Tage lang. Mal sehen.

Ich werde also Buch führen über die Anzahl und den Umfang meiner Sprühstöße. Ich werde aufschreiben, wie oft ich mir die Nase putze. Ich werde mir bewusst machen, wenn meine Nase zuschwillt und wenn sie wieder frei wird. Ich bin sehr gespannt.

Und dies ist das Ergebnis meiner Strichliste. Dies war mein erster Tag:

Anzahl Sprühstöße je Nasenloch:	25
Anzahl Nase putzen:	23
Anzahl Niesen:	7

Einnahme von Nasenspray am Tag 1		
Zeit	Sprühstöße je Nasenloch	Abstand zur letzten Einnahme
07:36	1	
09:10	½	01:34
10:13	½	01:03
10:24	½	00:11
11:13	½	00:49
11:37	½	00:24
12:20	½	00:43
14:06	½	01:46
16:55	½	02:49
18:24	½	01:29
18:59	½	00:35
19:01	½	00:02
19:16	½	00:15
19:38	1	00:22
19:53	½	00:15
22:00	½	02:07
22:05	½	00:05
23:11	½	01:06
01:03	1	01:52
05:29	½	04:26
06:30	½	01:01
06:46	½	00:16
07:02	½	00:16
07:21	1	00:19
07:22	½	00:01

Nun ja, das Ergebnis war zu erwarten. Für einen Außenstehenden sicherlich erschreckend. Für jemanden, der jahrelang an der Sprühflasche hängt, jedoch sicher nicht verwunderlich.

Aber ich bin bei weitem nicht der Einzige, dem es so ergeht. Und wenn Sie, der Sie diese Zeilen gerade lesen, dieser Sucht ebenfalls verfallen sind, so soll es Sie beruhigen, dass es, wie wir später noch sehen werden, zigtausende in Ihrer Nähe gibt, die das gleiche Schicksal teilen wie Sie und ich. Das konnte ich an unzähligen Aussagen von unglaublich vielen Betroffenen im Internet feststellen.

Interessant in diesem Zusammenhang ist, mit welchen Problemen die Leidensgenossen im Einzelnen zu kämpfen haben. Mit welchen Symptomen plagen sie sich herum?

Hier eine kleine Auswahl, um dem Thema etwas näherzukommen:

Stimmen von Betroffenen

Körperliche Symptome

„Nachdem ich mir über 12 Jahre lang mehrmals täglich meine Nasenspray-Dosis eingefahren habe, kam irgendwann der Punkt, an dem ich immer häufiger Nasenbluten hatte."

„Tagsüber geht es einigermaßen, aber nachts muss ich manchmal im Sitzen schlafen, sonst schwillt meine Nase noch mehr zu."

„Eines Tages bemerkte meine Frau, dass ich aus der Nase roch."

„Manchmal wache ich mitten in der Nacht auf und fühle mich einem Erstickungstod nahe. Dann stehe ich sofort auf und sprühe mir in die Nase. Nach einigen Minuten ist sie einigermaßen frei. Morgens habe ich dann Kopfschmerzen und die Nase ist wieder zu."

„Ich verspüre immer häufiger einen Würgereiz, wegen der übermäßig angeschwollenen Schleimhäute. Den kann ich nicht unterdrücken, er hindert mich sogar manchmal am Sprechen und stört mich noch viel mehr als die völlig zugeschwollene Nase."

„Richtiges Atmen war nicht mehr möglich. Dazu kamen starke Schlafstörungen, Schnarchen, starkes Niesen und folglich Ränder unter den Augen."

„Wenn die Nasenschleimhaut wieder ganz angeschwollen ist und ich überhaupt keine Luft mehr durch die Nase bekomme, setzt automatisch die Mundatmung ein. Doch diesen Zustand kann ich nicht lange aushalten. Ich beginne, wie ein Fisch nach Luft zu schnappen. Es kommt Herzrasen und Erstickungsangst hinzu und schon pumpe ich wieder den erlösenden Spray in die Nase."

„Abends kann ich nicht einschlafen, weil ich meine, ich würde nicht genügend Sauerstoff bekommen, und nach längstens zehn Minuten sind alle guten Vorsätze dahin, dann gebe ich mir den nächsten Schuss."

„Erschrocken habe ich mich, als ich nicht mehr richtig riechen konnte. Riechen war aber nicht das einzige Problem. Dazu kam das Nasenbluten und die Überempfindlichkeit der Nase generell."

„Ich litt unter Erstickungsanfällen und meinte sterben zu müssen, wenn das Spray nicht in meiner Nähe war. Es befand sich in jeder Handtasche und neben dem Bett. Es gab keinen Ort im Haus, wo es nicht war. Das Schlimme dabei ist, dass man auf keiner Feier richtig essen kann und einem die Puste ausgeht, sobald man merkt, wie sich die Nase zusetzt. Ein absolut fürchterlicher Zustand."

Das sind Probleme, die mir sehr wohl bekannt sind und Ihnen vielleicht auch. Doch es geht noch weiter. Mit körperlichen Symptomen allein ist es lange nicht getan. Die Psyche spielt eine weitere, wesentliche Rolle. Schauen wir uns an, wie diese Abhängigkeit den meisten Leuten zusetzt:

Stimmen von Betroffenen

Psychische Symptome

„Ich träume öfter davon, dass mir jemand den Mund zuhält und sich dabei eigentlich nichts Böses denkt. Nur leider sterbe ich dabei, weil ich durch die Nase nicht lange atmen kann. Ist das nicht entsetzlich?“

„So, ich erzähle nun mal meine Geschichte: Ich war eigentlich schon immer ein Nasenspray-Junkie. Schon seit meiner Kindheit. Die letzten drei Jahre benutzte ich täglich Nasenspray. Irgendwann wirkte das nicht mehr so gut. Panik machte sich breit. Oh Gott, meine Nase wird nicht mehr frei, Hilfe! Ich rannte von Arzt zu Arzt. Keiner hat mich ernst genommen. Ich habe mich dann so da hineingesteigert, dass sich eine richtige Psychose entwickelt hat! Nach zwei oder drei Tagen Entzug war ich so zerstört, dass ich mich freiwillig in die Klapse habe einweisen lassen. Dort vegetierte ich die letzten zwei Wochen vor mich hin und kriegte Medikamente. Mein Zustand ist jetzt erträglich. Meine Nase ist zwar dauernd zu, aber durch die Neuroleptika wird dieser Zustand ein bisschen gedämpft. Ich denke nicht mehr so oft an Selbsttötung wie zuvor! Das muss man sich mal vorstellen, wegen einer verstopften Nase an Selbstmord denken! Was dieser Dreck alles bewirken kann.“

„Mir reichen die schlaflosen Nächte, wenn kein Spray mehr da ist. Die Wutanfälle, die ich bekomme, weil ich keine Luft kriege. Das Im-Bett-Sitzen und Vor-Wut-Heulen. Ich kann bald echt nicht mehr.“

„Ich habe panische Angst, dass ich das Zeug ewig nehmen muss, vor allem, weil es doch so schädlich sein soll.“

„Die Vorstellung mitten in einen Banküberfall mit Geiselnahme zu geraten und dass einem dabei der Mund zugeklebt wird, ist tödlich.“

„Man kann es kaum glauben, aber ich habe fast in jedem Zimmer ein Fläschchen Nasentropfen stehen, weil ich sonst wirklich in Panik verfalle. Oh mein Gott, ich glaube, mir ist nicht mehr zu helfen!“

„Für mich besteht die größte Angst darin, aus dem Haus zu gehen und mein Nasenspray vergessen zu haben! Ich hatte einmal eine vierstündige Fahrt mit meinem Mann vor mir und habe vergessen mein Spray mitzunehmen (es war Samstag, 14 Uhr). Ich bin so panisch geworden, dass wir nach einer Stunde umgedreht sind und das Spray geholt haben. Voll peinlich!"

„Ich bete jeden Tag, dass ich es eines Tages schaffen werde, von der Nasenspraysucht loszukommen!"

„Ich denke, von Nasenspray wird man nur mittelbar psychisch abhängig; in erster Linie entsteht die körperliche Abhängigkeit durch das Zuschwellen der Nasenschleimhäute. Aber wen wundert es, wenn man in dem ‚Zustand' auch eine waschechte ‚Scheißlaune' entwickelt? Ich kenne das. Man denkt, man bekommt keine Luft mehr, der Kopf tut weh, die Nase läuft und man schafft es kaum noch, beim Naseputzen Luft durchzupusten. Wer will da gute Laune behalten? Ich habe selbst schlaflose Nächte hinter mir und nur rumgestänkert. Logisch."

„Wenn ich die Wahl zwischen einem Volltreffer im Lotto und einer dauerhaft freien Nase hätte, ich glaube, so abwegig es auch klingen mag, ich würde mich für Letzteres entscheiden."

„Ich war so an diese Nasentropfen gewöhnt, dass meine größte Sorge war: Wer soll mir als Pflegefall in ferner Zukunft regelmäßig die gewohnten Nasentropfen verabreichen? Das muss man sich mal vorstellen!"

Ist es nicht jämmerlich zu sehen, was der übermäßige Gebrauch von schleimhautabschwellenden Mitteln anrichten kann? Darüber sind sich vermutlich die wenigsten im Klaren.

Ich möchte nun für meinen Fall wissen, ob es sich bei dem Nasenspray-Problem um eine echte Sucht handelt oder ob man es medizinisch betrachtet eher als harmlose Gewohnheit bezeichnen würde.

Sucht oder Gewohnheit?

Woran kann ich also festmachen, ob es sich hier um eine Art Abhängigkeit, also eine Sucht handelt oder nicht? Ab wann ist man denn süchtig? Wo beginnt denn die Sucht?

Eine erste Antwort finde ich im Internet. „Sucht“ ist hiernach nur ein umgangssprachlicher Begriff. Die korrekte Bezeichnung für so genannte substanzgebundene Abhängigkeiten ist „Abhängigkeitssyndrom“, wobei unter „Syndrom“ das gleichzeitige Vorliegen mehrerer Symptome zu verstehen ist und als „Symptome“ Begleiterscheinungen von Erkrankungen oder Verletzungen verstanden werden. Okay, mehrere Begleiterscheinungen müssen also gleichzeitig vorliegen, dann spricht man von Syndrom.

Wie ich gerade lese, gibt es eine „Internationale Klassifikation der Krankheiten“, die weltweit anerkannt ist und von der Weltgesundheitsorganisation herausgegeben wird. Dieser Klassifikation zufolge müssen zur Diagnose eines Abhängigkeitssyndroms mindestens drei der nachstehenden sechs Kriterien während der Dauer mindestens eines Jahres gemeinsam vorgelegen haben. Dann wollen wir doch mal sehen:

1. Zwanghaftes Verlangen nach Konsum

   → oh ja, liegt bei mir vor...

2. Übermaß, nicht mehr aufhören können

   → auch das...

3. Körperliche Entzugssymptome

   → aber hallo!

4. Benötigen immer größerer Mengen, damit Wirkung eintritt

   → jetzt wird es schon schwieriger - jein

5. Großer Zeitaufwand für Beschaffen, Konsumieren und dem Sich-davon-Erholen

   → nein, das nicht

6. Fortdauernder Gebrauch der Substanz(en) wider besseres Wissen und trotz eintretender schädlicher Folgen

   → Bingo!

Ja, das wäre also dann geklärt. Ich bin definitiv abhängig! Ich leide seit rund zwanzig Jahren unter einem Abhängigkeitssyndrom. Landläufig könnte man mich als süchtig bezeichnen. Ich erfülle sogar fünf Kriterien der internationalen Klassifikation für Nasenspray-Junkies.

Herzlichen Glückwunsch!

Als Nächstes würde ich gerne wissen, wie viele Betroffene in Deutschland eigentlich herumlaufen. In verschiedenen Artikeln und Foren bin ich fündig geworden:

Stimmen von Betroffenen

Anzahl der Abhängigen

„Aus meiner Erfahrung als HNO-Arzt heraus schätze ich, dass die Zahl der Betroffenen mindestens im sechsstelligen Bereich liegt."

„Über hunderttausend Menschen in Deutschland sollen abhängig von Nasensprays sein."

„Schätzungsweise sind 200.000 Bürger in Deutschland von dieser Abhängigkeit betroffen."

„Früher dachte ich immer ich wäre die einzige mit dem Problem. Dass es 150.000 allein in Deutschland sind, hätte ich nie gedacht."

„Nasenspray-Abhängigkeit ist ein weit verbreitetes Phänomen. Bundesweit werden 10 Millionen Abhängige geschätzt. Das Problem wird jedoch von Ärzten nicht allzu ernst genommen."

„Ja, auch ich gehöre zu den anscheinend 100.000 Nasenspray-Junkies in diesem unserem Lande."

„Die Deutsche Hauptstelle für Suchtfragen schätzt, dass weit mehr als 100.000 Deutsche von Nasensprays abhängig sind."

Wie wir sehen, scheint es keine wirklich verlässlichen Werte zu der Anzahl von Betroffenen in Deutschland zu geben. Die Aussagen lassen aber darauf schließen, dass es mindestens 100.000 Menschen in Deutschland sein werden. Ich lebe in einem kleinen Städtchen mit rund 20.000 Einwohnern im Stadtkern. Demnach müssten hier, wenn wir von 82 Millionen Bundesbürgern ausgehen, statistisch gesehen, mindestens 24 Abhängige ihr Dasein fristen. Ist das realistisch? Mir fallen auf Anhieb, ohne lange nachzudenken, sechs Apotheken im Stadtkern ein. Alle halten Nasenspray vor. Alle verkaufen dieses Zeug. Und zwar nicht nur immer dasselbe Produkt. Es gibt viele Sorten. Wenn die Apotheken, die ja letztlich auch so etwas wie gewinnorientierte Wirtschaftsunternehmen sind, verschiedene Produkte mit der gleichen Wirkung bevorraten, dann wird es sich wohl auch rentieren. Dann werden vermutlich genügend Käufer vorhanden sein. Das heißt natürlich nicht, dass jeder ihrer Kunden, der Nasenspray kauft, gleich davon abhängig ist. Aber die Wahrscheinlichkeit, dass einige darunter sind, die eigentlich gar keinen Schnupfen haben und trotzdem kaufen, ist relativ hoch.

Kommen wir aber an den Punkt festzustellen, wie lange die Betroffenen denn schon an ihrem kleinen Fläschchen hängen. Auch hier gibt es zahlreiche Aussagen, die uns einen tieferen Einblick in die Nasenspraysucht gewähren:

Stimmen von Betroffenen

Dauer der Abhängigkeit

„Es hat vier Jahre gedauert, bis ich kapiert habe, dass man davon süchtig werden kann...“

„Ich bin jetzt 34 Jahre alt und bis heute nicht davon weggekommen. Ich habe es auch nie richtig versucht. Das sind grob geschätzt unglaubliche 20 Jahre Abhängigkeit.“

„Ich nehme schon seit 30 Jahren schleimhautabschwellende Nasentropfen und komme trotz vieler Versuche von diesem Teufelszeug nicht los.“

„Auch mich hat diese Abhängigkeit vom Nasenspray erwischt. Ich weiß schon gar nicht mehr genau, wann es angefangen hat – es muss so circa ein Jahr her sein.“

„Ich war ungefähr 11 Jahre alt, als ich mir schon Gedanken darüber machte, ob denn der liebe Onkel Doktor mir noch weiterhin Nasentropfen verschreibt, weil ich doch schon so viel davon gebraucht habe. Damals wurden die Tropfen noch verschrieben. Das ganze ist jetzt 34 Jahre her! Zwischenzeitlich habe ich ein kleines Vermögen ausgegeben, um meine Nase freizuhalten.“

„Ich habe viereinhalb Jahre täglich Nasenspray benutzt und mehrere fehlgeschlagene Versuche aufzuhören hinter mir.“

„Seitdem ich ungefähr acht Jahre alt bin. Das macht insgesamt ca. 16 Jahre Nasenspraysucht. Mir reicht es.“

„Ich nehme es seit ca. 12 Jahren und verzweifle langsam. Ich merke, wie es mir psychisch sehr zu schaffen macht.“

„Nach 14jährigem Missbrauch dieser Tropfen habe ich jetzt einen Versuch gestartet, von diesem verdammten Zeug loszukommen.“

Die Aussagen sprechen für sich. Bei dem Einen geht es schneller, bei dem Anderen dauert es länger, bis man sich darüber klar wird, wie lange man eigentlich schon mit den Problemen lebt und dass es wohl oder übel an der Zeit ist, damit aufzuhören.

Während ich mein Tagebuch führe, will ich es mir zur Gewohnheit machen, mich regelmäßig rund um das Thema „Nase“ zu informieren und mir einige Begriffe deutlich zu machen. Diese Begriffe sollen meine Aufzeichnungen fortan unter der Überschrift „Kurz erklärt“ abrunden. Vielleicht wird es den Entzug ein wenig erleichtern, wenn ich mehr von dem System Nase zu verstehen beginne.

Hier nun ein erster Einstieg in das Thema:

Wunderwerk Nase

Wie wunderbar es ist, schmerzfrei zu sein, weiß man normalerweise erst, wenn ein, und sei es ein noch so kleines, Körperteil angefangen hat zu schmerzen.

So ähnlich ist es mit unseren Organen. Wenn sie gesund sind und gut funktionieren, spüren wir sie kaum. Wenn aber eines erkrankt ist, kann das Leben ganz schön aus den Fugen geraten.

Genauso verhält es sich mit unserem Atmungs- und Geruchsorgan. Ich erinnere mich, dass ich vor einiger Zeit einmal eine Dame im Fernsehen gesehen habe, deren Gesicht von einem Hund zerfleischt worden war. Eine Französin, glaube ich. Die Ärzte hatten in vielen Operationen versucht, ihr Gesicht zu retten und es neu aufzubauen. Wenn diese Dame sich nun im Spiegel betrachtete, sah sie jemanden, den sie eigentlich gar nicht kannte. Sie sah nicht mehr sich selbst. Sie sah eine Fremde. Vermutlich hätte sie alles dafür gegeben, ihre frühere Nase zurückzubekommen.

Für die Menschen, die nasenspraysüchtig sind, ist hingegen keine Welt zusammengebrochen. Es handelt sich meines Erachtens vielmehr um ein Problem, das mit der individuell richtigen Methode und einem festen Willen in einem überschaubaren Zeitraum gelöst werden kann. Davon bin ich auch nach zwanzig Jahren Abhängigkeit fest überzeugt.

Weil Sie gerade dieses Buch hier lesen, stehen die Chancen ganz gut, dass Sie entweder selbst ein Nasenproblem haben oder aber jemand, den Sie kennen. Lassen Sie uns das Wunderwerk Nase ein wenig näher kennen lernen, um besser zu verstehen, worauf es im Umgang mit Sprays und letztlich während des Entzugs und auch danach ankommt.

Luftfilter

Bei einem erwachsenen Menschen filtert unsere Nase täglich ungefähr 10.000 Liter Luft und befreit sie von allen möglichen Unreinheiten und Keimen. Sie erwärmt die Atemluft in Richtung Körpertemperatur und feuchtet sie stark an, damit der Körper sie besser aufnehmen kann.

Gefahrenmelder

Während sie die Atemluft filtert, schützt sie uns mit vielen Millionen Riechzellen ständig vor Gefahren, indem sie Gerüche wahrnimmt. Sie alarmiert uns, wenn sie Feuer und Rauch wittert und warnt uns vor verdorbener Nahrung.

Appetitanreger

Nimmt sie köstliche Gerüche war, weist sie uns umgehend darauf hin. Sie lässt uns das „Wasser im Munde zusammenlaufen".

Feinschmecker

Die Zunge schmeckt bekanntlich nur süß, sauer, salzig und bitter. Erst die Nase gibt uns die Möglichkeit kulinarische Genüsse und Aromen wahrzunehmen und uns diesen leidenschaftlich hinzugeben.

Geruchsgedächtnis

Ist uns einmal ein Geruch in die Nase gestiegen, so wird er im Gehirn abgespeichert und wir erkennen ihn später wieder. Wir sind sogar in der Lage unseren Geruchssinn stark zu verfeinern und zu schulen. So können bis zu 10.000 Düfte unterschieden werden. Alles was wir tun müssen ist unserer Nase die Chance zu geben, viele verschiedene Gerüche wahrzunehmen.

Klangkörper

Die Nebenhöhlen der Nase sind vergleichbar mit dem Korpus einer Gitarre, der den Ton der Saite erst zum Klingen bringt. Sie dienen als Resonanzraum für die Stimme und verleihen ihr die Klangfarbe.

Um unsere einzigartige Nase nicht weiter zu schädigen, sollten wir nun versuchen, endlich vom Nasenspray loszukommen. Doch um dies zu schaffen, müssen wir verstehen, was eigentlich in uns geschieht und wie wir überhaupt in den ganzen Schlamassel hineingeraten sind.

Im Teufelskreis der Nasensprays

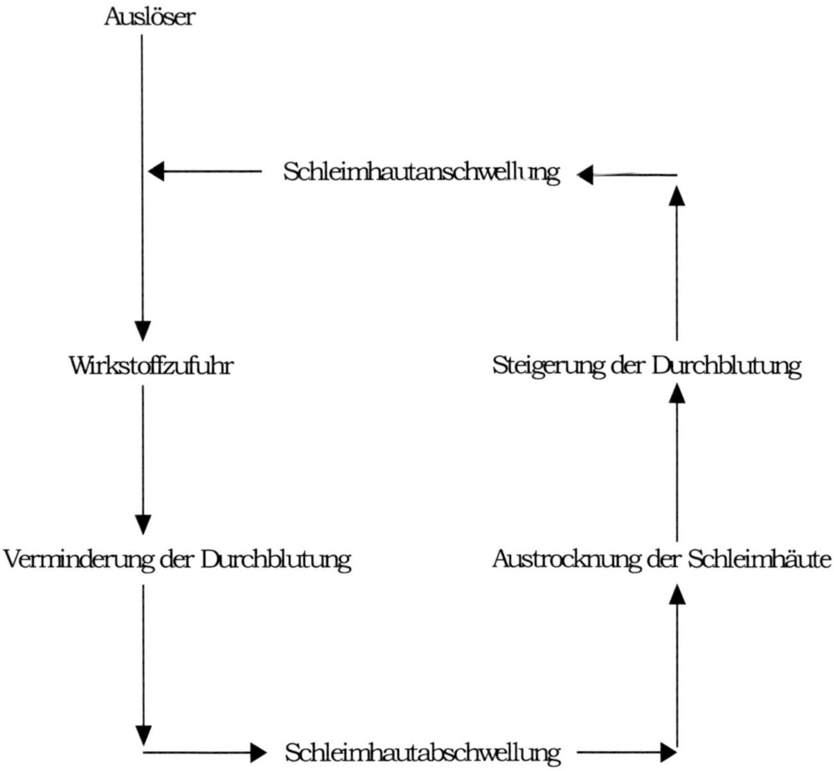

Der Teufelskreis beginnt in der Regel mit einer Störung der Nasenatmung. Diese kann durch Schnupfen, allergische Reaktionen oder sonstige Ursachen hervorgerufen werden.

Um die Nasenatmung zu erleichtern, verwenden die Betroffenen schleimhautabschwellende Mittel, wie Xylometazolin, Oxymetazolin, Tramazolin oder Naphazolin.

Diese Stoffe bewirken, dass sich die Blutgefäße in der Nasenschleimhaut zusammenziehen.

Die so erreichte Abschwellung hat bei überhöhter oder längerer Anwendung der Wirkstoffe jedoch eine Austrocknung der Schleimhäute zur Folge.

Zur Beseitigung der Trockenheit reagiert der Körper mit einer vermehrten Blutzufuhr, wodurch die Schleimhäute schließlich anschwellen und die Nasenatmung erneut erschwert wird.

Zur Erleichterung verwenden die Betroffenen nun wieder schleimhautabschwellende Mittel, welche zur Abschwellung, im Anschluss zur Trockenheit und letztlich zur erneuten Schleimhautanschwellung führt. Der Kreis hat sich geschlossen.

Sehen wir uns nun anhand von ein paar Beispielen an, wie die Betroffenen ahnungslos in die Falle gegangen sind.

Stimmen von Betroffenen

Wie alles anfing

„Also ich bin seit mindestens fünf Jahren nasensprayabhängig. Alles begann mit einem ganz normalen Schnupfen und schon nach knapp einer Woche kam ich von dem Zeug nicht mehr los.“

„Ich hatte einen Tinnitus. Deswegen sollte ich ein Mittel nehmen, dass nebenbei nasenschleimhautabschwellend wirkte.“

„Seit meiner Kindheit leide ich stark unter Heuschnupfen. Mein damaliger Hausarzt meinte, ich solle mich nicht so anstellen, und riet mir Nasentropfen zu nehmen, wenn die Nase dicht ist. Tja, und damit fing das Drama an.“

„Ich bin 20 und seit ich 12 bin, benutze ich Nasensprays. Angefangen hat es mit Erkältungen. Nach zwei Jahren habe ich erst geschnallt, dass das eine Sucht ist. Ich habe mich geschämt zum Arzt zu gehen.“

„Vor einigen Jahren wurde meine Nasenscheidewand begradigt. Nach dieser Operation wurden mir leider keine Salben oder ähnliches verschrieben. Später war meine Nase ständig dicht. Und dann habe ich Nasenspray genommen. Über die Jahre habe ich die Dosis stetig erhöht und lag am Ende bei circa sechsmal täglich!“

„Ich bin seit rund 20 Jahren von diesen medizinischen Wundermitteln abhängig. Angefangen hat alles in der Schule. Die war mit einer wunderbaren Klimaanlage ausgestattet, die mir nach einiger Zeit eine sauber getrocknete und zugeschwollene Nase beschert hat.“

„Ich bin vor ca. 4 ½ Jahren durch eine ganz normale Sommergrippe süchtig geworden, und anstatt einfach mal zum Arzt zu gehen, habe ich weiter gesprüht.“

„Weil ich oft und schnell Ohrenschmerzen bekomme, hat mir der Arzt gesagt, ich solle bei jedem kleinen Schnupfen mehrmals täglich Nasenspray benutzen. Das hätte ich besser nicht getan.“

„Ich bekam kurz vor einer Prüfung eine Erkältung und wollte schnelle Hilfe, um konzentrationsfähig zu bleiben. Es folgten viele Jahre voller Angst, Atemnot, Wut, Verzweifelung und unzähligen Fragen und Hinweisen in Apotheken und bei HNO-Ärzten. Ich habe fast alles ausprobiert, nichts hat geholfen. Körper und Geist sind einfach zu schwach!“

Sitzt sie oder er erst einmal in der Falle, so gibt es für den Sprayer nur eine Möglichkeit dem Teufelskreis zu entrinnen: den Entzug. Die meisten wählen allerdings zunächst, und wie bei mir über viele Jahre hinweg, den „einfachen“ Weg und sprühen fleißig weiter. Wie wir sehen werden, nimmt der Konsum dabei im Laufe der Jahre meist stetig zu.

Stimmen von Betroffenen

Mengen

„Über die letzen Jahre betrachtet wurde mein Verbrauch immer höher. Ich bin jetzt bei eineinhalb bis zwei Wochen pro 10-ml-Flasche angelangt."

„Jeden Tag fünf- bis sechsmal rein mit dem Zeug. In der Nacht aufstehen, zwei Sprühstöße – aaahhh – weiterschlafen. Keinen Abend, keinen Tag, keinen Urlaub, keine Party ohne mein geliebtes Xylometazolinhydrochlorid."

„Mein Verbrauch lag bei monatlich einer Flasche Nasenspray."

„Ich bin momentan bei ca. drei bis vier Flaschen pro Woche angekommen. Allerdings kaufe ich schon lange nicht mehr die 10-ml-Fläschchen, sondern gleich die 100-ml-Flasche Nasentropfen. Damit mache ich mir dann immer so eine Mischung aus 50 % Tropfen und 50 % Wasser. Bei mir hilft das besser als Spray pur. Mit so einer Pulle (100 ml) komme ich dann ca. vier bis fünf Wochen aus."

„Mein Konsum hat sich immer mehr gesteigert, bis auf letztlich zwei Flaschen pro Woche."

„Tagsüber benutze ich es alle zwei bis vier Stunden. Nachts wache ich nach vier bis fünf Stunden wegen Luftmangels auf."

„Ich verbrauche ungefähr eine Flasche (10 ml) in einer Woche."

„Am schlimmsten ist es am Wochenende, wenn plötzlich kein Nasenspray mehr im Haus ist und ich den Apotheken-Notdienst in der Umgebung mitten in der Nacht panisch aufsuchen muss, damit ich wieder richtig Luft bekomme. Ich brauche derzeit etwa eine Flasche pro Woche. Früher habe ich ein anderes Produkt genommen. Da lag mein Verbrauch bei einer Flasche am Tag! Ich bin froh, dass sich das Ganze durch den Umstieg der Marke schon deutlich reduziert hat. Doch trotz allem ist es mir unmöglich damit aufzuhören."

„Ich musste mir bis zu zehnmal täglich dieses Zeug in die Nase sprühen, damit ich durchatmen konnte."

„Mittlerweile ist mein Verbrauch bei zwei bis drei Fläschchen in der Woche angelangt. So kann es nicht weitergehen!"

Selbstbeobachtung, Teil 2

Zehnter Tag

Es ist an der Zeit aus meinem „Tagebuch“ zu berichten. Ich stecke immer noch in der Phase der Selbstbeobachtung und finde es langsam wirklich erbärmlich, wie oft meine Nase geschnäuzt und mit Tropfen versorgt werden muss. Durch das Aufschreiben wird mir das Ausmaß des Problems erst richtig bewusst. Die gestrige Statistik sieht wie folgt aus:

Anzahl Sprühstöße je Nasenloch:	27
Anzahl Nase putzen:	26
Anzahl Niesen:	11

Einnahme von Nasenspray am Tag 9		
Zeit	Sprühstöße je Nasenloch	Abstand zur letzten Einnahme
07:17	1	
07:21	½	00:04
08:01	½	00:40
10:11	1	02:10
10:35	½	00:24
12:01	½	01:26
12:02	½	00:01
12:10	½	00:08
13:38	½	01:28
13:59	½	00:21
16:27	½	02:28
16:30	½	00:03
17:18	½	00:48
17:20	½	00:02
17:22	2	00:02
19:56	½	02:34
20:43	½	00:47
21:15	½	00:32
21:29	½	00:14
21:35	½	00:06
21:38	1	00:03
22:47	½	01:09
22:51	½	00:04
22:54	½	00:03
23:05	1	00:11
03:31	½	04:26
03:36	1	00:05

Elfter Tag

Ab sofort werde ich mir zu Testzwecken einige Hilfsmittelchen aus der Apotheke, aus dem Drogeriemarkt oder aus dem Internet besorgen, mit denen ich meiner Nase das Leben angeblich versüßen kann.

Ich beginne mit der so genannten Nasendusche, von der ich schon des Öfteren gelesen habe.

Selbstversuch: Nasendusche

Viele Sprayer benutzen Nasenduschen, um ihren Entzug zu erleichtern. Jetzt, wo mein eigener Entzug kurz bevorsteht, habe ich mir auch so eine zugelegt.

Rund 15 Euro habe ich in der Apotheke bezahlt. Dafür bekommen habe ich ein eigenartiges 250 ml fassendes Kunststoffgebilde und vier Päckchen „Nasenspülsalz“, welches in handwarmem Wasser gelöst werden soll. Zu meinem Glück ist die Verpackung bebildert und langsam erkenne ich, wie das Gerät zur Anwendung kommen soll.

In der Gebrauchsanweisung ist zu lesen, dass die Spülung der Nasenhöhle eine Reinigung und Befeuchtung der Nasenschleimhaut bewirkt. Hört sich gut an. Ich probiere es also aus:

Nachdem ich die Gebrauchsanweisung aufmerksam gelesen habe, fülle ich den Behälter kurz mit Wasser, um zu testen, wie diese Erfindung in der Praxis funktioniert...

Nun ja, ein wenig enttäuscht bin ich schon. Das Wasser läuft im seichten Bogen aus dem Ventil, welches dazu bestimmt ist, über dem Waschbecken vor ein Nasenloch gehalten zu werden. Durch Verschließen der Öffnung im Deckel des Behälters mit dem Zeigefinger lässt sich der Fluss des Wassers beliebig unterbrechen. Die Reichweite bzw. die Höhe des Wasserstrahls kann durch leichtes Quetschen des Behälters verändert werden. Das Ganze hätte ich sicher auch mit einer leeren Spritze hinbekommen...

Nein! Ich muss mich revidieren. Ich habe die Dusche gerade mit der Salzlösung angewendet und bin echt begeistert! Das hätte ich mit einer Spritze niemals hingekriegt. Ein Nasenloch ist schon seit Stunden trotz mehrfachen Sprühens nicht aufzukriegen. Also spüle ich erst einmal das andere. Ich fange an zu quetschen und meine, ich müsse die Lösung in die Nase reinpumpen. Doch das funktioniert nicht. Also mache ich gar nichts und warte, was passiert. Natürlich vergesse ich, wie in der Gebrauchsanweisung angegeben, den Mund weit zu öffnen, damit sich das Gaumensegel schließen kann. Und dann tut sich etwas. Die Suppe läuft mir aus dem Mund wieder heraus. Wahnsinn. Okay, Mund weit öffnen. Trotzdem läuft die Salzmischung in meinen Rachen. Jetzt das andere Loch. Es geht merklich schlechter, weil diese Seite zugeschwollen ist. Ein paar Mal quetschen und die Flüssigkeit läuft tatsächlich aus dem anderen Nasenloch wieder heraus. Unglaublich. Aber eigentlich nur Physik. Jetzt das andere noch einmal. Das Gaumensegel schließt nicht richtig. Das Wasser läuft wieder den Rachen hinunter. Vermutlich weil das andere Nasenloch immer noch verstopft ist. Gut, die Nasendusche werde ich von nun an öfter einmal einsetzen.

Dreizehnter Tag

Viele Außenstehende fragen sich vielleicht, warum die Betroffenen nicht einfach zum Arzt gehen, dort vorsprechen und professionelle Hilfe annehmen. Nun, das würden sie mit Sicherheit gerne tun. Doch die Erfahrungen zeigen, dass sich Arztbesuche zu diesem Thema leider oft als schwieriges Unterfangen herausstellen.

Stimmen von Betroffenen

Ärzte

„Geärgert hat mich die Ignoranz der Ärzte. Obwohl mir das Ganze irgendwie auch peinlich war, sprach ich zwei HNO-Ärzte auf die Sucht an. Beide nahmen mich nicht ernst, und ich hatte das Gefühl, dass sie das Thema ganz schnell beenden wollten."

„Er sah mich mit großen Augen an und dachte wohl ich ticke nicht richtig. Der hielt mich wirklich für verrückt! Dann meinte er, ich sei nicht süchtig und könne doch einfach aufhören."

„Junge, bin ich froh, dass es noch andere mit diesem Problem gibt. Ich bin bisher von Arzt zu Arzt gelaufen, aber keiner hat mich so richtig ernst genommen."

„Ich finde es traurig, dass man im Internet nach Lösungen zu gesundheitlichen Problemen suchen muss und kaum ein Arzt mehr Ahnung hat."

„Ich bin seit drei Monaten bei meinem HNO (der sonst einfach genial ist) in Behandlung, weil ich jetzt seit gut einem halben Jahr nicht mehr ohne Nasenspray auskomme. Allmählich hält mich mein Doc allerdings für verrückt, denn angeblich sei meine Nase absolut okay und man könne überhaupt nicht über so viele Monate Schnupfen haben. Ich würde das alles total übertrieben darstellen und die Beschwerden kämen lediglich durch meine Allergien (ich habe seit 26 Jahren Allergien und dies hier ist definitiv keine!). Mittlerweile war ich schon völlig am Ende, denn wenn er mir nicht hilft, wer dann?"

„Inzwischen war ich bei zwei verschiedenen HNOs, die mir beide jeweils ein cortisonhaltiges Spray verordnet haben, das aber überhaupt nicht genützt hat. Der erste Arzt hat anschließend gemessen, wie viel Luft ich durch die Nase bekomme, und meinte, dies würde doch reichen. Klar, wenn man ständig sprüht, ist die Nase ja auch mal frei - Blödmann! Der zweite sagte gleich, wenn das Cortison nichts bringt, können wir ja operieren. - Nein, danke!"

„Ich bin seit mehr als fünf Jahren vom Nasenspray abhängig und habe schon etliche Ärzte konsultiert. Doch keiner hat mich ernst genommen. Zum Teil wurde ich sogar blöd angemacht. Ob ich nicht psychisch krank sei oder so.“

„Dann bin ich einfach in die HNO-Klinik gefahren. Und wirklich, es konnte mir geholfen werden! Die Ärzte verstanden mich und waren kompetent. Dort wurde ich endlich richtig ernst genommen mit meinem Problem.“

Wie auch in meinem Fall wird den Patienten nicht selten eine Operation angeraten. Hören wir, welche Stimmen dafür und welche dagegen sprechen:

Stimmen von Betroffenen

Operationen

Pro-Stimmen

„Ich habe mir von meinem HNO-Arzt klarmachen lassen, dass eine Entwöhnung oder ein Entzug vom Übeltäter erst dann sinnvoll ist, wenn die Ursache, welche dazu geführt hat, einmal mit den Tropfen anzufangen, beseitigt wird. Sonst erscheint jeder Versuch logischerweise sinnlos. In vielen Fällen ist eine Nasenscheidewandverkrümmung die Ursache. Die trägt man seit jeher mit sich herum und kann offensichtlich zum Auslöser der Sucht werden. Die Operation ist nach einer relativ neuen Methode gar nicht so schlimm. Auch das mit der Tamponage ist ziemlich harmlos und kann schon am nächsten Tag erfolgen. Man braucht natürlich noch etwas guten Willen. Meine Operation liegt zweieinhalb Wochen zurück und ich komme jetzt seit mehr als einer Woche ohne Spray aus (ersatzweise homöopathisches Öl und Nasendusche)."

„Zwei Monate ohne Nasenspray! Meine Operation (Nasenbegradigung und Nasenmuschelkappung) bereue ich nicht! Absolut freie Nase! Die OP war nicht schlimm. Keine Schmerzen! Kann ich nur jedem empfehlen."

„Vor vier Jahren wurden mir die Schwellkörper auf die althergebrachte Weise entfernt. Jetzt bin ich wieder soweit und habe Horror vor der OP, aber es soll ja auch modernere Methoden geben."

„Als Erstes wurde eine Röntgenaufnahme von meiner Nase gemacht und festgestellt, dass ein Nasenknorpel schief sitzt und damit den Naseneingang verengt. Die OP war letzte Woche! Während der OP wurden auch die Nasenmuscheln gekappt, die total verwuchert waren. Ich kann heute schon sagen, dass ich mehr Luft bekomme, obwohl ich noch Plastikschienen in der Nase habe und alles noch angeschwollen ist. Hoffnung ist jedenfalls in Sicht."

„Mit dem Laser soll die alte und zerstörte Schleimhaut entfernt werden. Nach Aussage des Arztes soll es ambulant gemacht werden. Das heißt morgens in die Klinik und abends nach

Hause. Am nächsten Tag findet noch eine Kontrolle in der Praxis statt. Ich hoffe, dass es dann endlich besser wird und dieses Martyrium ein glückliches Ende findet."

„Wieso soll ich jahrelang leiden? Bei mir hat eine operative Verkleinerung der Nasenschwellkörper in Kombination mit einer Kieferhöhlenfensterung meine dauerhaft verstopfte Nase und Nasensprayabhängigkeit beendet."

„Bei mir wurden die Nasenmuscheln gelasert und durch eine Erkältung danach hat sich der Heilungsverlauf leider stark verlängert. Jetzt, fünf Wochen nach der OP, wird es täglich besser und meine Nase ist sehr gut frei. Also wenn das so weitergeht, kann ich die Operation empfehlen."

Kontra-Stimmen

„Die OP ist gut sechs Wochen her und ich habe mittlerweile meinen dritten grippalen Infekt! Wobei ein Infekt eher eine kurze Erkältung war. Jetzt habe ich mir wieder etwas eingefangen und muss sehr starkes Antibiotikum nehmen, da die Nase stark entzündet ist. Ich muss dazu sagen, dass ich vor der OP zwei Jahre lang keinen grippalen Infekt hatte. Ich bereue, dass ich mich habe operieren lassen. Durch die OP wird die Schleimhaut noch einmal, zusätzlich zur langjährigen Nasenspraysucht, beschädigt. Ich rate jedem, lieber den ‚harten' Entzug zu versuchen. Meine Nase ist zwar jetzt immer relativ frei, aber man kann das bestimmt auch ohne OP schaffen. Die Probleme, die ich jetzt habe, belasten mich mehr als das Problem der Nasenspraysucht! Ich kann mich nämlich jetzt schon wieder eine Woche ins Bett legen!"

„Wenn nicht gerade wirklich ein angeborener Fehler vorliegt, bringt eine OP nichts. Ich habe selbst zweimal eine Laserbehandlung machen lassen. Eine OP kann die Vorgänge, die im Körper ablaufen, nun mal nicht zum Positiven hin bewegen. Auch wenn die moderne Medizin oftmals den Schein erweckt, als wenn mit der heutigen Technologie fast alles möglich wäre (Stichwort Schönheits-OPs). Man muss schon selbst an sich arbeiten."

„Bei mir wurde die Nasenscheidewand begradigt und in jede Nebenhöhle ein ‚Fenster' eingebaut. Es gibt wirklich Schöneres als diese OP, vor allem das tägliche Absaugen ist ekelhaft. Trotz allem hatte ich ca. drei Minuten lang nach dem Entfernen der Tamponaden eine freie Nase. Im Großen und Ganzen hat es aber nicht den durchschlagenden Erfolg gebracht."

„Eine vor zwei Jahren versuchte Behandlung durch Laser-Akupunktur bei einem HNO verlief erfolglos und war zudem noch teuer."

„Ich habe eine Nasenoperation hinter mir wegen einer angeblich krummen Nasenscheidewand, die ziemlich eklig war. Bei der OP habe ich mehrere Leute kennen gelernt, die dasselbe Problem haben und schon mehrfach (!) deswegen operiert wurden. Ergebnis: Null Komma Null."

„Warum soll die Nasenscheidewand begradigt werden, wenn man ‚nur' nasensprayabhängig ist und keine chronische Nebenhöhlenentzündung hat? In diesem Fall würde ich vorsichtshalber noch einen zweiten HNO-Arzt befragen. Über eine Nasenmuschelverkleinerung kann man nachdenken. Die wird wohl nicht so tragisch sein."

„Die OP der Nasenmuscheln war total kontraproduktiv. Danach bekam ich noch weniger Luft als vorher. Das wurde mittlerweile noch einmal korrigiert. Wieder Schmerzen. Jetzt ist der Zustand wie vor der ersten OP wieder hergestellt - immerhin!"

„Ich habe vor zehn Jahren meine Schleimhäute von einem HNO veröden lassen. Mann, das rate ich keinem! Macht das bloß nicht! Ist völlig überflüssig, bringt überhaupt nichts und tut höllisch weh! Ich dachte damals, der bohrt mir diese dicke Nadel durch den Kopf. Das Veröden wird wie folgt gemacht: Die Schleimhäute werden durch einen in Betäubungsmittel getränkten Lappen örtlich betäubt. Danach führt der Arzt eine dicke Nadel in die Nase ein. Mit Einführen meine ich eigentlich nur, dass er schaut, wo er sie mit voller Wucht in die Schleimhaut hineintreiben kann! Danach wird Strom auf die Nadel gegeben, was zur Folge hat, dass es stark nach verbranntem Fleisch riecht! Ich rate also davon ab!"

„Nach meinem Entzug ging es damals eigentlich ganz gut. Ich war nach vier Wochen total clean! Das hat alles prima geklappt, bis meine HNO-Ärztin auf die grandiose Idee kam, dass es doch noch besser werden würde, wenn ich mir die Nasenmuscheln mit Laser verkleinern lassen würde. Es gäbe dann eine Narbe (acht Zentimeter lang, in der Nase - das hätte mich schon aufhorchen lassen sollen!), die sich zusammenziehen würde und alles sei dann super. Ich habe das dann machen lassen. Es war schrecklich, es tat furchtbar weh, ich habe keine Luft mehr bekommen und was die nette Ärztin nicht bedacht hat, es gibt auch Menschen, bei denen Narbengewebe unverhältnismäßig stark wuchert. Und zu denen gehöre ich wohl leider! Ich bekomme jetzt auch mit Nasenspray kaum noch Luft durch die Nase und eine erneute OP kommt nicht mehr in Frage. Ich bin total verzweifelt! Ich rate jedem dazu, sich einen solchen Eingriff gut, sehr gut zu überlegen."

„Ich habe noch Kontakt zu ein paar Leuten, die die OP damals gleichzeitig mit mir hatten. Das waren über ein Dutzend, richtige Fließbandarbeit war das. Bei keinem hat es irgendwas gebracht. Außer ein paar lustigen Erinnerungsfotos von Krankenhauszimmern, übersät von Menschen mit riesengroßen Nasen (zwei Meter Verbandsmull kam da rein)."

Zweiundzwanzigster Tag

Ich habe ein paar Informationen über die Anatomie der Nase gesammelt. Hier eine kleine Auswahl von Begriffen:

Kurz erklärt: Anatomie der Nase, Teil 1

Nasenscheidewand

Die Nasenscheidewand trennt die beiden Nasenhaupthöhlen voneinander. Starke Verkrümmungen der Wand führen zu einer Behinderung der Nasenatmung.

Nasenmuscheln

In beide Nasenhaupthöhlen ragen von der Seite her jeweils drei unterschiedlich große knöcherne Vorsprünge, die mit Schwellkörpern besetzt sind und obere, mittlere und untere Nasenmuscheln genannt werden.

Die Nasenmuscheln können ihre Oberfläche zur Erwärmung der Atemluft nach Bedarf vergrößern oder verkleinern und sich damit an Temperaturunterschiede anpassen. Die Nasenmuscheln sind von Schleimhaut überzogen. Unter jeder Nasenmuschel liegt der dazugehörige Nasengang, durch den die Luft auf dem Weg in die Lungen strömt. Starke Vergrößerungen der Muscheln behindern den Luftstrom und führen zur Einschränkung der Nasenatmung.

Nasenschleimhaut

Die gesamte Nase ist im Inneren mit Schleimhaut ausgekleidet. Bei Schleimhäuten handelt es sich um Gewebe, das wegen seiner Schleimdrüsen fähig ist, Schleim zu produzieren und an die Oberfläche abzugeben. Die hieraus resultierende Feuchtigkeitsschicht auf der Schleimhaut wird von der vorbeiziehenden Atemluft teilweise aufgenommen. Darüber hinaus bleiben viele winzige Schmutzpartikel im Schleim kleben. Die Nasenschleimhaut erfüllt damit drei wichtige Funktionen: Anwärmen, Anfeuchten und Reinigen von kalter, trockener und verunreinigter Luft.

Störungen der Schleimhautproduktion führen zu Verhärtungen des Sekrets, die Borken genannt werden.

Flimmerhärchen

Die Flimmerhärchen sitzen auf der Nasenschleimhaut und dienen dazu, Schmutzteilchen festzuhalten und in den Nasenrachenraum zu befördern. Von hier aus wird der Schmutz dann abgehustet oder heruntergeschluckt.

Becherzellen

Die Becherzellen sitzen in der Schleimhaut. Sie geben das von den Schleimhautdrüsen produzierte Sekret an die Oberfläche ab.

Riechzellen

Bei den Riechzellen handelt es sich um Nervengewebe, welches in der Schleimhaut des Nasendaches beheimatet ist. Die Riechzellen sind mit ihren Riechfäden darauf spezialisiert, chemische Stoffe zu binden. Die Verbindungen lösen elektrische Spannungsänderungen in den Riechzellen aus. Die Spannungsänderungen werden über Riechnerven an das Gehirn weitergeleitet, wo sie als Geruchsempfindung wahrgenommen werden.

Nasennebenhöhlen

Die Stirnhöhlen über den Augenbrauen, die Siebbeinzellen zwischen den Augen, die noch dahinter liegenden Keilbeinhöhlen und die Kieferhöhlen rechts und links neben den Nasenhaupthöhlen werden als Nasennebenhöhlen bezeichnet. Sämtliche Nebenhöhlen sind mit Schleimhaut und Flimmerhärchen ausgestattet und durch direkte Gänge mit den Nasenhaupthöhlen verbunden. Wesentliche Funktionen übernehmen diese Höhlen allerdings nicht. Es wird vermutet, dass die Hohlräume dazu beitragen, das Gewicht des Schädels zu minimieren. Durch die enge Verbindung mit den Haupthöhlen der Nase kommt es oft zum Übergreifen von Erkrankungen der Haupthöhlen auf die Nebenhöhlen und auch umgekehrt.

Zweiunddreißigster Tag

Wenn ich ernsthaft weg will von der Sucht, sollte ich mir langsam Gedanken machen, auf welche Art und Weise ich das denn zu schaffen gedenke. Folgendes habe ich dazu herausgefunden:

Entzugsmethoden

Nun, da ich mich entschieden habe, dem Teufelskreis erst einmal ohne Operation zu entrinnen und das Drama hoffentlich für immer zu beenden, stellt sich natürlich die Frage nach den vorhandenen Möglichkeiten.

Wie ich herausgefunden habe, wenden die Nasensprayer verschiedene Strategien an, um von dem Zeug loszukommen.

Die Einen reduzieren den Wirkstoff, indem sie entweder nach und nach weniger sprühen und schließlich ganz aufhören oder indem sie die Dosis durch Beimischung von Wasser oder Salzlösungen immer mehr verringern. Diese Herangehensweise bezeichne ich fortan als „**Reduktionsmethode**".

Andere versuchen zunächst nur eine Seite der Nase nicht oder nur sehr selten zu besprühen, während sie bei der anderen Seite „ganz normal" weitermachen. Diese Leute vertrauen darauf, dass sich die Seite der Nase, die entwöhnt wird, innerhalb von wenigen Tagen oder Wochen so gut regeneriert, dass sie den Entzug auch auf der anderer Seite vornehmen können. Diese Strategie wird häufig „**Ein-Loch-Methode**" genannt.

Beim so genannten „**Harten Entzug**" gehen die Abhängigen wesentlich radikaler vor. Sie verzichten von heute auf morgen entweder ganz oder nahezu ganz auf schleimhautabschwellende Mittel.

Eine andere Möglichkeit sehen die Betroffenen im Austausch von Wirkstoffen. Dazu werden die Nasensprays für einen Zeitraum von bis zu einer Woche durch andere Sprays mit anderen Wirkstoffen ersetzt und/oder Tabletten gegen Schnupfen eingenommen. Bei dieser „**Ersatzmethode**" gehen die Leidensgenossen davon aus, dass die Abhängigkeit hauptsächlich auf den bisher verwendeten Wirkstoff zurückzuführen ist.

Alle Entzugsmethoden haben gemeinsam, dass sich die Betroffenen den Entzug grundsätzlich mit Hilfsmitteln, wie Nasenöl oder -salbe, Meerwasserlösung, Nasenduschen oder ähnlichem, erleichtern.

Welche Methode nun die richtige für mich sein wird, ist mir zum jetzigen Zeitpunkt noch nicht ganz klar. Schauen wir uns doch die einzelnen Strategien anhand der Stimmen von Betroffenen noch etwas genauer an.

Stimmen von Betroffenen

Reduktionsmethode

„Ich habe eine leere Sprayflasche genommen und bis obenhin mit Leitungswasser gefüllt. Dazu drei Pipettentropfen Nasenspray - das Ganze schön durchrühren und fertig ist der Mischmasch. Diese ‚verdünnte' Lösung hat bei mir genauso gut geholfen wie das unverdünnte Zeug. Und es ging meiner Nase sogar spürbar besser. Nach ein paar Wochen brauchte ich nur noch abends ein, zwei Sprühstöße und seit letztem Montag bin ich clean. Nicht, weil ich einfach aufgehört und mich selbst zum Entzug gezwungen hätte, nein, ich brauchte das Spray einfach nicht mehr. Meine Nase war den ganzen Tag lang frei und das blieb auch so."

„Ich habe angefangen, die Nase mit einem Spray aus Meerwasser und Dexpanthenol, einem heilenden Wirkstoff ohne abschwellende Wirkung, zu behandeln. Das heißt ca. 15-mal am Tag in die Nase zu sprühen, damit die Nasenschleimhäute befeuchtet werden. Gleichzeitig habe ich dreimal am Tag Kneippsche Güsse gemacht. Also eiskaltes Wasser ca. 2 bis 3 Minuten über die Nase laufen lassen. Durch das kalte Wasser ziehen sich die Gefäße zusammen und die Nasenschleimhaut schwillt ab. Ich habe dann versucht, das normale Nasenspray nur noch zu sprühen, wenn die Nase wirklich zu war. Ich habe es dann nur noch dreimal am Tag gebraucht. Nach vier Tagen habe ich, auch wenn die Nase zu war, nicht gesprüht. Ich wollte es einfach so lange wie möglich rauszögern. Das ist jetzt zwei Wochen her und es wird immer besser. Ich nehme weiterhin das Meerwasserspray und mache die kalten Güsse, und allerhöchstens ist in der Nacht ein Nasenloch zu."

„Meine Freundin war sieben Jahre lang abhängig von dem Wirkstoff im Nasenspray, hat es täglich mehrmals benutzt. Sie konnte ohne das Spray überhaupt nicht mehr durch die Nase atmen, weil sie nach einiger Zeit ohne Spray komplett zugeschwollen ist. Vor einigen Wochen hat sie es geschafft die Dosis immer mehr zu verringern. Sie hat zuerst nur noch zweimal täglich, später nur noch vor dem Schlafen Nasenspray genommen. Dann hat sie Kinder-Nasenspray benutzt, dann Säuglingsnasentropfen (umgefüllt in die Sprühflasche), dann die auch noch mal mit Wasser verdünnt. Seit fünf Wochen nimmt sie gar kein Nasenspray mehr, ihre Nase schwillt nur noch ab und zu an."

„Also ich habe es so geschafft: Ich habe meine Tropfen mit Salzwasser verdünnt (drei Viertel Tropfen/ein Viertel Wasser) und wirklich nur genommen, wenn ich es nicht mehr ausgehalten habe. Als die Flasche halb leer war, wieder mit Salzwasser aufgefüllt. Später habe ich dann nur noch abends getropft, damit ich schlafen konnte. Für zwischendurch habe ich zur Erleichterung Meerwasserspray genommen."

„Ich habe 20 Jahre lang Nasentropfen genommen und vor ca. vier Wochen damit Schluss gemacht. Bei mir ging es so ganz gut:

1. Tropfen sind besser zu dosieren als Spray. Als Unterstützung nahm ich jeden Abend eine halbe Tablette gegen Schnupfen.
2. Nur noch abends, kurz vor dem Schlafengehen und nur eine winzige Menge in jedes Nasenloch, so dass es zum Einschlafen reichte.
3. Ab dem dritten oder vierten Tag habe ich nur noch ein Nasenloch vor dem Schlafengehen mit einer winzigen Menge beträufelt. Ich habe das Nasenloch beträufelt, das mir stärker verstopft vorkam. Das andere Nasenloch war dann natürlich komplett dicht, besserte sich aber tagsüber merklich.

Nach weiteren vier bis fünf Tagen habe ich gar keine Tropfen mehr genommen. Nachts war es etwas gewöhnungsbedürftig, aber tagsüber verbesserte sich der Zustand. Hinzu kam ein besserer Geruchs- und Geschmackssinn."

„Ich habe irgendwann angefangen, die Dosis immer mehr zu verringern - vor allem nachdem ich merkte, dass sehr kleine Dosen (wirklich nur ein Bruchteil eines Sprühstoßes) zwar länger brauchen bis sie wirken, aber dann doch in etwa genauso lang wirken wie größere Mengen. Danach bin ich dann auf das Mittel für Kinder übergegangen und etwa drei Monate später auf ein noch geringer dosiertes Mittel für Säuglinge. Das habe ich allerdings nur noch ein paar Tage gebraucht, dann stellte ich fest, dass ich tagsüber vollständig ohne das Spray auskomme und die Nase auch ohne Spray frei blieb. Kurze Zeit später ließ ich das Spray abends auch weg, und das war es dann. Seitdem bin ich clean und ich merke, wie sich meine Nase immer mehr erholt."

„Ich habe mir letzte Woche Nasenöl gekauft und eine Meerwasserlösung. Am Mittwoch habe ich dann kläglich versagt. Ich hatte Kopfschmerzen und wusste nicht mehr, wie ich atmen soll. Also wieder der Griff zum Spray. Ich habe das Ganze auf das Wochenende verschoben und am Freitag Mittag nach der Arbeit habe ich damit angefangen, so oft wie möglich Nasenöl und Meerwasserspray zu nehmen. Das Nasenspray habe ich nur noch am späten Abend nehmen müssen. Am Samstag früh nur ganz kleine Stöße und über den ganzen Tag verteilt abwechselnd Nasenöl und Meerwasserspray. Es ist nicht einfach. Ich weiß, ich werde es schaffen und zwar ganz alleine, mir zuliebe. Es ist schwer, aber ich packe es."

Stimmen von Betroffenen

Ein-Loch-Strategie

„Ich kenne einen einfachen Trick. Benutze eine Zeit lang dein Spray nur immer in einer Hälfte der Nase, bis die andere Seite wieder von alleine frei ist. Dann lasse es ganz weg. Bei mir hat es funktioniert."

„Zuerst konzentrierte ich mich nur auf ein Nasenloch, z. B. auf das linke. Bei mir war es so, dass ich alle drei Stunden einen Hub Spray hineinschoss. Nun versuchte ich die Zeiten zwischen den Spraystößen zu verlängern. Alle vier Stunden, alle fünf Stunden usw. Das andere Nasenloch bekam währenddessen weiterhin seine normale Dröhnung. Das Ganze ging über drei Tage und ich konnte sogar nachts wieder durchschlafen. Erst als das linke Nasenloch ganz frei war, begann ich mit dem rechten. Auch da, die Abstände immer vergrößern. Klingt banal und simpel, ist aber wirklich effektvoll. Ich habe es nach einer Woche geschafft keinen Spray mehr zu brauchen. Es ist wirklich leichter als ich dachte. Nun bin ich schon seit fast vier Wochen ohne Spray und es ist himmlisch."

„Mit der Ein-Loch-Methode hätte ich es sicher nicht geschafft. Wäre zu verführerisch, das andere Nasenloch mit zu versorgen."

„Ich habe angefangen erst einmal nur das eine Nasenloch zu besprühen. Das andere ging aber komischerweise überhaupt nicht richtig zu. Und nach einer Woche habe ich mit dem anderen auch aufgehört und auch das ging super. Andere Hilfsmittel habe ich überhaupt nicht benutzt. Jetzt nehme ich seit ungefähr zwei Monaten gar nichts mehr."

„Meersalz mit und ohne Dexpanthenol und sonst nichts. Abends vor dem Schlafengehen wirklich nur einen winzigen Sprüher in das noch ‚abhängige' Loch. Man merkt sehr schnell, dass diese winzige Menge viel länger in der Wirkung ist als vorher, als man noch jeden Tag fünf bis sechsmal beide besprüht hat."

„Ich habe mit dem Entzug begonnen, indem ich nur noch Kinder-Nasenspray in das linke Nasenloch gesprüht habe. Gleichzeitig habe ich beide Nasenlöcher mit Nasenöl und Meerwasserspray behandelt. Außerdem habe ich mit Hilfe der Nasendusche morgens und abends mit Kochsalzlösung gespült. Nach zwei Tagen war das rechte Nasenloch längere Zeit frei. Die Nächte waren eigentlich nicht schlimm, da ich ja durch das gesprühte Loch ganz gut Luft bekam. Ich merkte, wie es von Tag zu Tag besser wurde. Auch das andere Nasenloch regenerierte sich (wahrscheinlich durch die Spülungen und durch das Nasenöl), sodass ich nur noch vor dem Schlafen sprühen musste. Ich habe mich jedoch lange nicht getraut, mit dem Sprühen des zweiten Nasenloches abends aufzuhören, und habe zunächst noch Säuglings-Nasentropfen benutzt. Dann habe ich mich schließlich doch überwunden und es ganz ohne Nasenspray versucht. Es hat geklappt! Seitdem lebe ich ohne dieses Zeug und es ist einfach toll, aus dem Haus gehen zu können, ohne zu überlegen, ob man das Nasenspray dabei hat."

„Bei mir ging es erstaunlich leicht. Zwei Tage war das nicht mehr besprühte Nasenloch zu, dann wurde es schlagartig besser und jetzt schwillt es kaum noch zu. Mit Nasenöl und Meerwasser kann man viel bewegen. Die andere Seite ist dann nächste Woche dran."

„In der ersten Nacht habe ich nur eine Seite gesprüht, am Tag danach gar nicht mehr! Allerdings habe ich die ganze Zeit Meersalznasenspray und Nasenöl benutzt! Schon am zweiten Tag konnte ich wieder normal durch die Nase atmen! Die ersten drei Tage sind wirklich ätzend, vor allem die Nächte! Außerdem hatte ich oft Kopfschmerzen. Aber es hat sich gelohnt. Meine Nase ist zwar morgens immer noch oft zu, aber auch das wird immer besser. Es ist wirklich die reinste Erlösung, wenn man es erst einmal hinter sich hat!"

„Diese Ein-Loch-Methode mag bei vielen funktionieren - aber man muss auch bedenken, dass nicht jedes Nasenloch für sich existiert, sondern alles miteinander verbunden ist. Man führt dem Körper ja trotzdem noch das ‚Gift' zu, auch wenn man nur ein Nasenloch besprüht. Ich denke, auch wenn es ein paar Tage echt hart ist, sollte man versuchen, von heute auf morgen komplett damit aufzuhören."

Stimmen von Betroffenen

Harter Entzug

„Von den Übergangslösungen halte ich überhaupt nichts, bei mir gab es den absolut harten Entzug. Ich bin der Meinung, man macht sich selbst etwas vor, wenn man mit irgendwelchen Ersatzstoffen arbeitet. Ich habe lediglich eine Woche Salzlösung und Nasenöl verwendet, um die Schleimhäute feucht zu halten, danach habe ich es auch nicht mehr gebraucht."

„Ich habe nach etwa fünf Jahren von heute auf morgen damit aufgehört. Die ersten drei Tage waren die Hölle, nach einer Woche ging es mir wieder ganz gut. Die kleinen Hilfsmittel (Öl und Salbe) haben die Sache erleichtert, aber sie ersetzen natürlich nicht das Spray. Ich bin jetzt etwa drei Monate ‚clean', ein tolles Gefühl. Hin und wieder kämpfe ich mit trockenen Nasenschleimhäuten und helfe mir dann mit Salbe. Die Regeneration dauert sicher noch einige Monate, aber was erwartet man nach so langer Abhängigkeit?"

„Es hat fünf Jahre gebraucht, bis ich es geschafft hatte. Man muss seinen inneren Schweinehund überwinden und einfach hart sein zu sich selbst. Ich habe mich mit vielen leckeren Sachen in meine Wohnung zurückgezogen, habe allen gesagt, ich hätte dieses Wochenende keine Zeit, und dann habe ich das durchgezogen. Es ist grausam, das ist eine Tatsache. Ich habe wirkliche körperliche Entzugserscheinungen gehabt, nicht nur seelische. Legt euch ruhig lange in die Badewanne, mit Musik und Telefon, das hilft die ersten paar Stunden. Das macht am Freitag und ihr werdet sehen, nach drei Nächten wird eine deutliche Besserung eintreten."

„Nachdem ich mich beim HNO geoutet hatte, musste ich ihm versprechen, nicht einen einzigen Nasenspray-Pump zu tun. Tagsüber ging es ja einigermaßen, aber die ersten fünf bis sechs Nächte musste ich im Sitzen schlafen, sonst wäre die Nase noch mehr zugeschwollen."

„Nur noch Salzwasser, Nasenöl und fertig. Ich hab zwar die ersten beiden Nächte jeweils einen Mini-Stoß Kindernasentropfen in je ein Loch gesprayt, aber sonst wirklich nichts. Und ich kann nur sagen, das ist auch das Beste! Radikalkur! Sofort damit aufhören und nicht noch ein paar Wochen die Ein-Loch-Spritzmethode!"

„So habe ich es gemacht: Ich hatte sowieso noch eine Woche Urlaub und habe das Spray dann einfach radikal abgesetzt. Wichtig ist, dass man zusätzlich die Nase mit Salzlösung ordentlich spült: Nase putzen, spülen, noch mal putzen, noch mal spülen, damit Staub, Pollen und sonstiger Kram die Nase verlassen, und noch mal putzen. Dann - ganz wichtig - beide Nasenlöcher mit Nasensalbe gut einsalben – aber nicht zuviel! Dann nur noch die Tage zählen. Die ersten zwei Tage waren bei mir ganz bescheiden, aber da muss man halt durch. Auf alle Fälle hart bleiben! Wenn man es dann hoffentlich geschafft hat, auf jeden Fall die Salbe weiterhin nehmen, da die Regeneration der Schleimhäute Monate dauern kann."

„Ich besorgte mir eine Nasendusche und habe zwei schlimme Wochen mehrmals täglich hochdosiert mit Salzwasser gespült. Dann wurde es allmählich besser. Die Nase wurde frei. Ich spülte noch viele weitere Wochen, aber nur noch abends. Heute spüle ich überhaupt nicht mehr."

„Das einzige, was ich gemacht habe, wenn die Nase wirklich ganz zu war, ich habe Japanisches Heilpflanzenöl unter die Nase getupft, das befreit sehr gut und ist zudem noch gut gegen die Kopfschmerzen, die man durch den Entzug bekommt."

„Ich habe seit zwei Tagen nicht mehr gesprüht! Die erste Nacht war die Hölle! Ich konnte einfach nicht einschlafen, doch ich blieb zum Glück hart. Am nächsten Morgen war ich zwar schlecht drauf, weil ich zu wenig Schlaf hatte, aber ansonsten ging es. Die gestrige Nacht war schon etwas leichter."

„Ich habe mich, wie die letzten Male auch schon, mit Nasenpflastern herunterdosiert und entzogen. Das funktioniert ganz gut, wobei die Nase nie so frei wird wie mit Spray. Man braucht also schon einen starken Willen."

„Also was mir die Tage mal wieder geholfen hat, dass Elendszeug abzusetzen, war eine gute alte richtige Erkältung! Ich habe mich dann kurz vor der vollständigen Genesung einfach gezwungen, es nicht mehr zu nehmen, um die Erkältung und die damit verbundene ‚laufende Nase' auszunutzen. Und siehe da, es hat geklappt!"

Stimmen von Betroffenen

Ersatzmethode

„Ich war schon mehrfach abhängig und bin schon öfter wie folgt vorgegangen:

„Ich nehme eine Woche lang diese Tabletten, die eine ähnliche Wirkung wie die Sprays besitzen. Nicht länger, für den Dauergebrauch sind die nicht geeignet! In dieser Zeit kann ich ohne Nasenspray halbwegs leben. Setze ich die Tabletten dann nach einer Woche ab, ist die Nasensprayabhängigkeit halbwegs abgeklungen. Einfach den Spray absetzen habe ich noch nie geschafft."

„Ich war acht Jahre abhängig, habe es vor zwei Jahren durch den entscheidenden Tipp einer Apothekerin geschafft. Sie sagte mir damals, ich solle das Spray mit dem Wirkstoff Xylometazolin durch ein Spray mit einem anderen Wirkstoff ersetzen. Dieses Spray hat den Wirkstoff Tramazolinhydrochlorid. Die Umstellung hatte den Vorteil, dass ich mich vom Xylometazolin entwöhnt habe und die Nase durch den zweiten Wirkstoff trotzdem frei blieb. Ich musste darauf achten, das neue Spray nicht länger als fünf Tage anzuwenden. Als Nächstes habe ich sechs Nächte Erkältungssaft genommen, damit ich durchschlafen konnte und die Nase frei blieb. Danach habe ich nichts mehr genommen und bin bis heute nasensprayfrei."

Zur Frage, wann am besten mit dem Entzug begonnen werden sollte, gibt es unterschiedliche Meinungen:

Stimmen von Betroffenen

Pro und Kontra Wochenende

„Nehmt euch den ersten Schritt zum Wochenende vor, denn es gibt nichts Schlimmeres als unausgeschlafen zu arbeiten."

„Ich kann allen wirklich nur empfehlen, den Entzug unter der Woche zu machen. Ich hab montags angefangen und die ganze Woche durchgezogen. Es hilft wirklich, wenn man abgelenkt ist. Ansonsten hätte ich es, glaube ich, nicht geschafft."

„Ich würde sagen, mir hat es geholfen, dass ich gerade nicht am Wochenende angefangen habe, wenn ich Zeit habe mich richtig reinzusteigern in die ganze Abhängigkeit, sondern unter der Woche, wo ich arbeiten musste, einkaufen musste usw. Das lenkt ab. Man denkt nicht dauernd daran und ist nicht nur auf die Flasche fixiert, die ja möglicherweise irgendwo herumsteht oder in der Apotheke wartet."

Während des Entzugs kommen die Abhängigen scheinbar immer wieder in Situationen, in denen einfach gar nichts mehr geht. Für diese Phasen gibt es einige nützliche Hinweise, die auf Erleichterung hoffen lassen:

Stimmen von Betroffenen

Tipps zur schnellen Hilfe

„Eiswasser äußerlich anwenden: Eine Minute eintauchen und aufwärmen. Das lässt die Schleimhäute für eine kurze Zeit abschwellen und ist beliebig oft wiederholbar."

„Mir hilft Radfahren immer. Durch die körperliche Anstrengung wird die Nase frei. Es scheint ein Schutzmechanismus zu sein. Man strengt sich körperlich an und der Körper macht die Nase frei, weil er nicht weiß, ob wir Sport treiben oder vor einem Säbelzahntiger davonlaufen."

„Wichtig ist auch Ablenkung, denn ich habe festgestellt, dass ich immer dann glaube, weniger Luft zu bekommen, wenn ich mich extrem darauf konzentriere. Und Bewegung hilft bei mir. Beim Sport geht alles auf."

„Wenn es gar nicht mehr geht, einfach ganz starke Kaugummis oder etwas stark Minzehaltiges kauen, das hat mich immer gerettet."

„Ab und zu ist die Nase einseitig zu und dann kommen Panikattacken. Dagegen nehme ich Baldrian das beruhigt und macht nicht süchtig."

„Was auch hilft sind Schüsseln mit heißem Wasser und Kamille darin und auch Dampfbäder mit Kamille und viel frische Luft."

„Was wirklich gegen eine verstopfte Nase hilft, ist Bewegung. Ich stehe, wenn nötig, sogar mitten in der Nacht auf und stelle mich auf meinen Stepper oder Ähnliches. Wenn der Körper merkt, dass er mehr Sauerstoff benötigt, öffnet er die Schleimhäute. Und wenn man sich draußen in der Kälte bewegt, fängt auch die Nase an ‚zu laufen'. Dadurch werden die Schleimhäute regeneriert und angefeuchtet."

Vierunddreißigster Tag

Selbstversuch: Nasenpflaster

Um fast alles, was der Markt für Nasengeschädigte so zu bieten hat, einmal auszuprobieren, habe ich mir heute so genannte Nasenstrips zugelegt. Zehn Stück für 5,75 Euro.

Jetzt sitze ich auf der Couch und betrachte die Packung. Normale Nasengröße für trockene Haut. Ich habe mich für trockene Haut entschieden, weil ich Sorge hatte, morgen früh, sollte ich das Pflaster wirklich die gesamte Nacht anbehalten, rote Streifen auf der Nase zu haben.

Meine Frau beobachtet mich. Sie: „Was hast Du denn da?“ Ich: „Nasenpflaster.“ Sie: „*Was* hast Du da?“ Ich: „Nasenpflaster.“ Schallendes Gelächter. Obwohl ich noch nicht einmal ein Pflaster aufgesetzt habe, kriegt sie sich schon nicht mehr ein. Ein Erinnerungsfoto ist mir also gewiss... Sie hat echt Spaß an meinem „Projekt Nase“. Schon bei der Nasendusche war sie hin- und hergerissen zwischen Ekel und Gelächter. Auch die Kinder sind sehr interessiert an meinen kleinen spaßigen Versuchen.

Zurück zu den Nasenstrips: Die Verpackung verspricht Erleichterung bei verstopfter Nase, Abhilfe bei Schnarchen und eine verbesserte Atmung allgemein.

Die Gebrauchsanweisung ist in vier (!) Sprachen ausgefertigt. Die Dinger scheinen echt zu „laufen“. Das macht mich neugierig auf den Hersteller. Die Teile kommen ursprünglich aus Amerika. Wow! Wenn die es wirklich von dort bis nach hier geschafft haben, dann werden sie vielleicht doch das halten, was sie versprechen. Die Spannung steigt.

Zurück zur Anleitung: Die Nasenpflaster werden von außen auf die Nase aufgeklebt. Wichtig scheint zu sein, diese an der richtigen Stelle, also nicht zu hoch und nicht zu niedrig anzubringen. Die Pflaster selbst sind mit biegsamen Plastikverstrebungen ausgestattet, die gewährleisten sollen, die Nasenflügel „sanft“ nach oben zu ziehen und so die Atemwege in der Nase zu öffnen.

Die Pflaster enthalten also keinerlei Wirkstoffe. Die Gebrauchsanweisung verspricht „medikamentenfreie Abhilfe bei Nasenatmungsproblemen“. Na, das wäre doch was. Also aufreißen und ausprobieren!

Ich glaube es nicht. Die Dinger funktionieren! Sieht bestimmt blöd aus, aber es lässt sich mindestens doppelt so gut wie zuvor durch die Nase atmen. Meine Nase ist zurzeit relativ frei, weshalb es sein kann, dass die Pflaster gar nichts bringen, wenn sie zugeschwollen ist. Also warte ich nun, bis sie wieder zuschwillt. Dass dauert maximal eine Stunde, da bin ich mir sicher. In der Zwischenzeit werde ich mein neues Accessoire meiner Familie vorstellen. Erst merken sie es gar nicht. Dann amüsieren sie sich köstlich. Der Blick in den Spiegel: Die Pflaster sind durchsichtig und fallen deshalb nicht sofort auf. Aber meine Nase ist jetzt wesentlich dicker. Sie ist aufgeplustert. Das Ergebnis ist wirklich verblüffend. Ich bin mir sicher, dass diese Hilfsmittelchen meinen bevorstehenden Entzug sehr erleichtern werden.

Meine Nase schwillt erwartungsgemäß auch mit den Strips zu. Deshalb sprühe ich ordentlich, als ich zu Bett gehe.

Sechs Stunden später. Ich habe nun einige Zeit mit den Strips geschlafen, nicht lange, aber ich stehe trotzdem auf. Es ist Wochenende und ich habe das Bedürfnis weiterzuschreiben. In der Nacht bin ich ein-, zweimal aufgewacht, weil die Nase mit dem Pflaster äußerlich ein wenig gejuckt hat. Ich stellte fest, dass ein Nasenloch verschlossen war, hatte aber das Gefühl, dass es wegen des Pflasters besser zu ertragen war, und sprühe nicht. Das Gleiche passierte, als ich erneut aufwachte. Nun, da ich aufgestanden bin, mache ich mir Gedanken, wie es ist, das Pflaster abzunehmen. Die Nase sieht im Spiegel immer noch aus wie die vom Räuber Hotzenplotz. Die Strips haben also während der Nacht ordentlich gesessen. Ein gutes Produkt. Ich befürchte, dass sich die zurzeit einseitige Nasenatmung, wenn ich das Ding jetzt abnehme, deutlich verschlechtern wird. Es keimt kurz der Gedanke an eine psychische Abhängigkeit auf. Wahrscheinlich kann man sich sehr schnell an diese Pflaster gewöhnen. Vermutlich zu schnell. Ich bin jedenfalls gewillt, die Pflaster nur während des Entzuges zu tragen und später bestenfalls bei einem Schnupfen anzuwenden. Wir werden sehen.

Ich nehme das Pflaster also ab. Sofort ist die Nase verschlossen. Es folgt der obligatorische Griff zum Spray.

Fazit: Tolle Sache. Erstaunliche Wirkung. Hoher Gewöhnungsfaktor. Vorsicht ist geboten.

Sechsunddreißigster Tag

Heute interessiert mich, welche Erfahrungen meine Leidensgenossen in den Apotheken und in ihrem näheren Umfeld, also bei Freunden, Verwandten und Bekannten gemacht haben. Beginnen wir mit den Apotheken, mit den Einrichtungen also, die uns regelmäßig mit dem Stoff versorgen:

Stimmen von Betroffenen

Apotheken

„Ich habe sämtliche Apotheken im Umkreis abgeklappert. Bloß nicht nur Nasentropfen kaufen, sonst könnte es auffallen. Also immer noch ein Produkt dazu. Ob ich es brauche oder nicht."

„Ich nehme seit mehr als sieben Jahren dieses Zeug und habe lange nicht kapiert, dass das abhängig macht. Ich kann mich auch nicht erinnern, dass jemals ein Apotheker oder ein HNO irgendwas in diese Richtung erwähnt hätte."

„Wenn ich in die Apotheke gehe, kaufe ich meistens zwei Flaschen und werde immer komisch angeschaut. Da erfindet man auch mal Ausreden, wie ‚Mein Mann und ich haben Schnupfen.' oder ‚Meine Brüder sind krank!'"

„Es ist echt zum Kotzen, dass man sich beim Kaufen immer so fühlt, als würde man was Illegales tun! Aber kaum hat man drei Flaschen im Schrank, fühlt man sich wirklich sicher!"

„Zum Schluss habe ich Nasentropfen sogar in der Online-Apotheke bestellt, weil sie dort billiger waren, weil ich dort keine unangenehmen Apothekerblicke ertragen musste und weil ich dort gleich auf Vorrat bestellen konnte."

„Ich fühle mich wie ein richtiger Junkie. In den Apotheken in meinem Ort kann ich kein Spray mehr kaufen, weil es schon langsam aufgefallen ist und ich schon darauf angesprochen wurde. Was macht man also? Man fährt in sämtliche Nachbarorte und wechselt ständig die Apotheken. Voll krank!"

„In was für einem Land lebe ich eigentlich? Es gibt so viele Abhängige hier und in jeder Apotheke verkauft einem eine lächelnde Apothekerin fröhlich das ‚harmlose' Nasenspray. Keine Aufklärung, keine Warnung, kein Gar nichts!"

„In meiner Stadt beraten einen die Apotheker eigentlich immer. Mir hat bis jetzt fast jeder gesagt, dass ich das Spray nur eine Woche anwenden darf."

„In den vielen Jahren, in denen ich die Mittel in den unterschiedlichsten Apotheken gekauft habe, wurde ich ganze dreimal darauf hingewiesen, dass man sie nicht zu lange nehmen soll. Und nur ein einziges Mal hat mir eine Apothekerin erklärt, dass es zu Abhängigkeiten kommen kann. Ist das nicht ein Trauerspiel?“

Und wie verhält es sich im unmittelbaren Umfeld?

Stimmen von Betroffenen

Umfeld

„Der erste Tag vom Entzug ist nun rum! Essen und Atmen durch eine Öffnung ist nur bedingt möglich. Also durfte mein lieber Lebensgefährte mich beim Luftschnappen mit vollem Mund bewundern. Die Nacht war ganz okay. Ich habe sie zwar auf dem Sofa verbracht, um meinen Freund nicht noch mit meinem Geröchele und Getröte zu stören, aber das Schlafen mit offenem Mund war gar nicht so schlimm."

„Was mich nervt, ist mein Umfeld. Wenn die das mitbekommen, dann fällt immer mindestens ein dummer Kommentar. Ich nehme das Zeug ja nicht aus Spaß, sondern weil ich sonst nachts nicht schlafen kann. Mich ärgert so etwas einfach!"

„Schwierig war für mich, es meinem neuen Freund zu beichten. Aber jetzt ist es raus. Ich fühle mich wahnsinnig erleichtert und er will mich unterstützen. Das ist ein gutes Gefühl. Es stärkt mich ungemein."

„Mein Mann nimmt dieses Spray schon seit acht Jahren. Er schafft es nicht einmal weniger zu sprühen und meint immer, dass er nachts ohne dieses Zeug ersticken würde. Wir finden keine Lösung. Ich denke mal, dass es eine reine ‚Kopfsache' ist."

„Ich bin froh, dass ich nicht der einzige Süchtige bin. Meine Kumpels machen sich ständig darüber lustig."

„Dass ich die Sache durchgestanden habe, ist größtenteils meinem privaten Umfeld zu verdanken. Ohne Zuspruch und Aufmunterungen hätte ich es niemals geschafft."

„Mit keinem Menschen auf der Erde kann man darüber sprechen. Alle ziehen es ins Lächerliche. ‚Oh, bist du ein Junkie?', ‚Ach, das ist doch nicht schlimm!' Kein Mensch kapiert, dass es eine richtige Sucht ist. Selbst die Ärzte nicht, bei denen ich war. Die meisten sagten nur: ‚Nehmen Sie das Zeugs doch einfach nicht mehr!' Oder so ähnlich. Aber wie soll das gehen?"

„Ernst genommen wird man wirklich nicht! Den Ärger habe ich auch immer! Jeder hält einen für verrückt, dass man dieses sch... Zeugs nimmt und nicht mehr davon weg kommt. Keiner glaubt einem das, noch nicht mal die Ärzte! Auch meine Mutter (selbst Ärztin) hält mich für total durchgedreht! Ah! Wieso ist das so? Warum ist NS-Sucht keine anerkannte Krankheit? Ich raffe es einfach nicht!“

„Die meisten lachen nur darüber. Irgendwie ist das doof, Nikotinsucht ist anerkannt, aber Nasenspraysucht nicht. Ich finde, es sollte mehr darüber gesprochen werden. Ein Arzt hat mir sogar mal versucht klarzumachen, dass das gar nicht sein kann und dass man gar nicht abhängig werden kann. Ich kam mir richtig blöd vor.“

Vierzigster Tag

Selbstversuch: Nasenspiralen

Jetzt kommt der Hammer! Ich kann kaum glauben, was es alles gibt. Ich habe im Internet nach Produkten für die Nase gesucht und bin bei einem großen Versandhandel fündig geworden.

Nasenspiralen heißen die Wundermittel. Die will ich mir genauer ansehen. Auf dem Foto sehen die Dinger aus wie zwei kleine Kunststoff-Basketballkörbe, die am oberen Ende durch einen Kunststoffstreifen miteinander verbunden sind. Sie sehen aus, als könne man sie einem Miniatur-Esel als Sattel mit zwei Körben rechts und links überwerfen und darin frisch geerntete Äpfel, Trauben oder was auch immer abtransportieren. Man soll sich diese Dinger tatsächlich in die Nase einführen! Das stelle ich mir erst einmal ziemlich unangenehm vor.

Vor einigen Wochen hatte ich im Internet von einer verrückten Idee eines Sprayers gelesen. Dieser wollte kleine Röhrchen entwickeln und vermarkten, die in die Nase eingeführt werden sollten, um sie frei zu halten und dort solange verbleiben würden, bis der Entzug überstanden wäre. Der Einsatz dieser Röhrchen sollte dann, seiner Idee zufolge, von Ärzten vorgenommen werden, um Verletzungen auszuschließen. Wenn dieser Herr nun von den Nasenspiralen hier erfährt, platzt seine Idee wohl wie eine Seifenblase, denn genau dieses Prinzip liegt hier zugrunde.

Kosten sollen zwei Spiralen, die wiederverwendbar sind, 6,45 Euro zuzüglich 3,00 Euro Versandkosten. Das ist allemal einen Versuch wert. Zu dem Angebot liegen sogar Kundenbewertungen vor. Sieben Stück an der Zahl. Insgesamt erhält das Produkt von bei sieben Bewertungen möglichen 35 Punkten immerhin 25.

Den Rezensionen zufolge wird das Hilfsmittel eher gegen Schnarchen eingesetzt. Aber auch ein Sprayer ist dabei, der hiermit den Entzug geschafft haben will. Einer empfindet den Fremdkörper in der Nase als sehr unangenehm. Ein Anderer kann problemlos damit schlafen. Mehrere beklagen, dass die Spiralen nach einiger Zeit ihre Spannkraft verlieren und aus der Nase herausrutschen. Einer berichtet über Druckstellen. Insgesamt fallen die Bewertungen aber eher positiv aus.

Ich bestelle die Spiralen also. Ehrlich gesagt hätte ich sie auch bestellt, wenn sie in den Rezensionen total verrissen worden wären. Die Dinger haben mich irgendwie neugierig gemacht.

Nach zwei Tagen kommen sie per Post. Im Päckchen befindet sich nur ein einfaches Plastiktütchen und die Rechnung. Das Tütchen enthält die so genannten „Schnarchzapfen“ und eine Kurzbeschreibung in vier Sprachen. Auch diese Dinger scheinen oft verkauft zu werden. Die Beilage preist das Produkt an. Es könne ohne Verletzungsgefahr in die Nase eingeführt werden und wäre ideal für Schnarcher, Sportler und bei Schnupfen. Das Beste: „Auch zur Entwöhnung gegen ungewolltes Nasenbohren geeignet.“ Ich fasse es nicht!

Jetzt will ich sie ausprobieren. Vor allem stelle ich es mir ziemlich ekelhaft vor, die Dinger wieder aus der Nase herauszuholen. Bevor ich sie einführe, spüle ich sie kurz mit klarem Wasser ab. Mein linkes Nasenloch ist zurzeit frei, mein rechtes zu etwa 50 % verschlossen.

Ich führe die Spiralen ein. Zwar schmerzfrei, aber ein sehr komisches Gefühl. Niesreiz kommt und geht. Es lässt sich gut atmen. Vielleicht ein wenig besser als zuvor. Nun beginnt die Nase zu laufen. Vielleicht will sie den Fremdkörper durch diese Reaktion abstoßen. Schnäuzen mit den Dingern in der Nase ist unmöglich. Also raus damit. Ich wische sie mit einem Tuch ab, putze mir die Nase und spüle die Zapfen erneut. War gar nicht so ekelhaft. Nachdem ich die Nase geputzt habe, verschließt sich das rechte Nasenloch, welches eben, vor einer Minute, bevor ich die Teile eingeführt habe, noch zu 50 % geöffnet war, vollständig.

Ich führe die Nasenspiralen wieder ein. Sie sind eng. Ich denke, dass nach einiger Zeit sicher schmerzhafte Druckstellen entstehen könnten. Da muss ich mich der Kundenrezension anschließen. Aber sie helfen! Das Kunststoffkörbchen öffnet mein rechtes Nasenloch sofort.

Eigentlich gewöhne ich mich ziemlich schnell daran. Einzige Störfaktoren: Druckstellen und Nasenlaufen bzw. keine Möglichkeit zu schnäuzen. Ich entferne sie wieder, um mir die Nase erneut zu putzen und setze sie wieder ein. Jetzt fehlt noch der Blick in den Spiegel: Sieht lustig aus! Erinnert mich an einen Ochsen mit Nasenring. Meine Familie wird sich freuen.

Versuchsergebnis: Ich könnte mir vorstellen, die Spiralen zu benutzen, wenn die Nase während des Entzuges so zugeschwollen ist, dass gar nichts mehr geht. Ob sie von der Länge her weit genug in die Nase hineinreichen werden, um die Nasenatmung wieder ausreichend herzustellen, bezweifele ich noch. Warten wir es ab.

Zweiundvierzigster Tag

Heute will ich mich dem unangenehmen Hauptthema widmen. Dem Entzug. Ich taste mich also heran:

Stimmen von Betroffenen

Entwöhnung

„Ich benutze seit mindestens acht Jahren Nasenspray und bin auf alle Pollen allergisch, was noch erschwerend hinzukommt. Ich versuche jetzt, mir das blöde Sprayen abzugewöhnen und muss sagen: es fällt mir ziemlich schwer! Ich benutze zurzeit nur in einem Nasenloch Spray. Besonders nachts wird es schlimm. Aber ich habe schon drei Nächte hinter mich gebracht.“

„Es ist grausam. Ich habe mich schlecht gefühlt, hatte extreme Kreislaufprobleme, Kopfschmerzen, ich dachte mein Gesicht platzt, kurz gesagt, es ging mir echt dreckig.“

„Ich bin jetzt seit 22 Tagen clean und es geht immer noch nicht besser als vorher. Tagsüber ist es halb so schlimm. Aber wenn ich mich hinlege (vor allem auf die Seite), macht meine Nase ‚dicht'. Ich habe es jetzt mit einem Heuschnupfenspray probiert, aber das scheint die Sache höchstens noch schlimmer zu machen. Eigentlich habe ich gedacht, dass es nach 22 Tagen besser werden müsste, aber das scheint echt ein Problem ohne Ende zu sein...“

„Ich weiß, dass es bis zu einem halben Jahr dauern kann, bis die ganzen Anzeichen weg sind, aber ich bin optimistisch.“

„Es ist nicht einfach. Man hört sich sehr krank an und total verschnupft. Ich habe leichte Kopfschmerzen und einen trockenen Mund. Ich kann mich nicht konzentrieren, nicht fernsehen, nicht lesen. Ich kann mich mit nichts ablenken.“

„Die schlimmste Nebenwirkung ist die Konzentrationsschwäche und die Kopfschmerzen im Bereich der Nebenhöhlen, aber es ist auszuhalten.“

„Ich habe nun meine erste Nacht ‚ohne' hinter mir. Was soll ich sagen? Sie war nicht besonders erholsam, aber irgendwie habe ich die Nacht rumgekriegt. Bin mit leichten Kopfschmerzen aufgestanden und fühle mich irgendwie ‚zu', aber das stehe ich durch.“

„So, nun ist das Wochenende rum. Freitag war mein erster Tag. Ich gebe zu, es war die Hölle. Jedes Mal, wenn ich gedacht habe, jetzt wird es besser, wurde es wieder schlimmer. Ich hatte ziemliche Kopfschmerzen und etwas zittrige Hände und habe mich einfach total matt gefühlt (was wahrscheinlich daran gelegen hat, dass ich die vorherige Nacht kaum geschlafen habe). Ich habe aber versucht, mich nicht hängenzulassen und habe die Zähne zusammengebissen. Abends hatte ich wahnsinnige Angst schlafen zu gehen, aber siehe da, die Nacht ging wirklich gut. Natürlich war an freies Atmen durch die Nase noch nicht zu denken, aber man gewöhnt sich auch an Mundatmung. Ich bin zwar diverse Male aufgewacht, mit trockenem Mund, aber ich war schon viel entspannter. Morgens bin ich mit einem freien und einem verstopften Nasenloch aufgewacht. Sobald ich aufgestanden war, war die Nase frei. Unglaublich, wie schnell sich der Erfolg eingestellt hat."

„Ich konnte nicht atmen, die Luft im Lokal war unerträglich, die Atmung durch den Mund ging gar nicht, weil ich die ganze Zeit husten musste. Es muss ausgesehen haben, als hätte ich einen Asthma-Anfall. Ich bin schnell auf die Toilette gegangen und habe mir etwas Leitungswasser in die Nase eingetröpfelt. Ich war zittrig und kam mir vor wie ein Junkie. Zum Glück war ich alleine auf der Toilette. Ich habe das Fenster aufgemacht und tief Luft geholt, dann ging es wieder. Ich habe die Prozedur noch zweimal wiederholen müssen."

„Und schüttet jedes normale Spray ins Waschbecken, sonst holt ihr es anschließend aus der Mülltonne."

„Wirklich gelitten habe ich nur vier Tage, zwei Tage wirklich schlimm und zwei Tage weniger schlimm. Jetzt, nach zwei Wochen ist die Nasenschleimhaut noch nicht ganz regeneriert, aber ich kann frei atmen, habe kaum noch eine verstopfte Nase und ein absolut befreites Gefühl."

„Klar, ich habe mich so daran gewöhnt nach dem Zeug zu greifen, dass mir selbst diese Bewegung fehlt! Jede Apotheke, an der ich vorbeigehe, zieht mich magisch an, obwohl ich heute ganz gut durch die Nase atmen kann. Die Abläufe sind einfach im Kopf drin."

„Wann wird meine Nase wohl mal frei werden? Seit einer Woche nehme ich nun schon keine Nasentropfen mehr. Tagsüber ist die Nase halb auf, da geht es noch. Nur nachts ist sie immer noch total zu. Ich habe keine Lust mehr."

„Der Entzug ist sicher kein Spaziergang, aber so schlimm, wie ich es mir vorgestellt hatte, war es nicht. Ein paar Tage eine etwas schwierige Zeit, aber danach geht es ganz einfach."

„Echt gelitten habe ich beim ‚harten Entzug' nur etwa drei Tage, dann war das Gröbste überstanden."

„Die ersten zwei Tage waren für mich der Horror. Zum Glück war ich eh noch krankgeschrieben (als Resultat einer Grippe) - im Büro hätte ich den Tag so nicht überstanden. Die ersten Stunden kam ich mit Kochsalzlösung, die ich mir ständig in die Nase sprühte, noch ganz gut über die Runden. Diese Kochsalzlösung war auch das einzige, was ich außer Spray im Haus hatte. Am späteren Abend hatte ich das Gefühl, ich müsse ersticken. Meine Nase war komplett dicht und ich bekam Kopfschmerzen. Ganz heftig wurde die Nacht. An Schlaf war nicht zu denken. Ich bekam Schweißausbrüche und Herzrasen. Meine Hände zitterten. Nach einigen Stunden hielt ich es nicht mehr aus und griff zum Spray. Nachdem die Nase frei war, habe ich zum Glück durchgeschlafen."

„Es dauerte nicht, wie zunächst angenommen, nur drei Tage bis alles in Butter war. Es dauerte schon eine Woche, bis ich halbwegs Luft bekam. Nachts war meine Nase erst nach knapp zwei Wochen ein wenig frei."

„Natürlich waren die ersten fünf Nächte die Hölle. Man wacht immer auf und will zur Flasche greifen. Es hat zwei Wochen gedauert, bis das eine Nasenloch frei war."

„Bei mir hat es fast zehn Tage gedauert, bis ich Luft bekam. Aber das Durchhalten hat sich gelohnt."

„Mein letzter Versuch (nur noch in ein Nasenloch sprühen) hat auch nach vier Wochen noch keinen Erfolg gebracht. Die Nase blieb die meiste Zeit zu."

„Wenn ich z. B. nur ein Loch besprühe, und das andere unbesprüht lasse, dann bekomme ich einen ganz starken Druck auf die Ohren. Und starke Kopfschmerzen, gegen die nichts hilft."

„Den Entzug beim linken Nasenloch ziehe ich seit ca. sieben Wochen eisern durch, allerdings mit mäßigem Erfolg. Ich habe zwar zwischendurch etwas länger andauernde Phasen, in denen ich ganz gut Luft bekomme, aber dann kommen wieder niederschmetternde Rückschläge. Ich habe immer zwischendurch Phasen, wo ich am liebsten wieder sprühen würde, zwinge mich aber dazu, es nicht zu tun. Mein rechtes Nasenloch muss leider nach wie vor mit vier bis fünf Sprühstößen am Tag leben, geht nicht ohne. Irgendwann ist man da durch, auch wenn es länger dauert."

„Also seit drei Wochen mache ich Entzug und ich quäle mich jeden Tag aufs Neue. Bei mir bringt der Entzug nicht den gewünschten Erfolg. Ich höre mich fürchterlich an, wenn ich versuche durch die Nase zu atmen."

„Seit 13 Stunden nichts genommen - zubetoniert -, aber ich will da durch. Seit zehn Jahren nasentropfenabhängig. Gott, hört sich das an!"

„Seit 08:00 Uhr (sechs Stunden) habe ich nicht mehr gesprüht und meine Nase fühlt sich an, als hätte man sie mit Sekundenkleber zugeschmiert. Nur wenn ich echt kräftig ziehe, kommt ein klein wenig Luft rein, also durch den Mund atmen. Kopfschmerzen oder so etwas habe ich noch nicht. Ich fühle mich nur ein wenig betäubt, als würde ich unter einer Käseglocke sitzen. Bis jetzt versuche ich auch ohne Ersatzstoffe (Nasendusche etc.) auszukommen. Da ich für diese Woche (aus anderen Gründen) krankgeschrieben bin, muss in dem Zustand glücklicherweise nicht arbeiten."

„Heute Morgen konnte ich nach zwei Tagen zum ersten Mal eine zeitlang durch beide Löcher atmen (da hat das Frühstück gleich doppelt so gut geschmeckt, denn es hat immerhin nach irgendwas geschmeckt). Vorhin war ich einkaufen, da ging es richtig gut durch beide Löcher. Insgesamt ist es gut, wenn ich stehe, dann geht die Nase eher auf. Im Moment sind beide Nasenlöcher eingeschränkt nutzbar, aber zum kompletten Atmen reicht es noch nicht."

„Ich verwende seit etwa vier Wochen nur auf einer Seite Nasenspray. Mein HNO-Arzt hat es mir so geraten und so langsam ist die Nase wirklich frei. Leider ist sie in der Nacht noch verstopft und wenn ich wach werde, muss ich aufpassen, dass ich nicht das falsche Nasenloch erwische. Sobald ich aufstehe, wird die Nase wieder halbwegs frei. Eigentlich hätte ich gestern mit der anderen Seite auch aufhören sollen, aber ich glaube nicht, dass ich es jetzt schon ganz ohne Spray aushalten werde, denn so gut ist die eine Seite leider auch noch nicht."

„Gestern im Laufe des Abends ging es wieder schlechter. Um beim Abendessen ein wenig Luft zu bekommen, bin ich in der Küche im Kreis gelaufen. Ich habe das Problem, dass ich mich beim Durch-den-Mund-Atmen bei krümeligem Essen, wie Brot, ständig verschlucke, da das Essen vor dem nächsten Atemzug noch nicht unten ist."

Ich habe mich gefragt, wie lange es wohl dauern würde, bis die Nase völlig ausgeheilt ist. Dazu gibt es offenbar verschiedene Meinungen:

Stimmen von Betroffenen

Regeneration

„Laut Apotheker dauert es Monate, bis die Nase sich wieder normalisiert hat.“

„Bis sich die Schleimhäute regeneriert haben, kann es ein halbes Jahr dauern. Aber ich denke, es ist mittlerweile gar nicht mehr so schlimm durchzuhalten.“

„Dass die Nase nachts zuschwillt, kann noch länger dauern. Morgens habe ich das auch noch ab und zu, obwohl ich seit elfeinhalb Monaten kein Spray mehr benutzt habe. Da es sich aber immer nur um ein Nasenloch handelt, bekomme ich trotzdem ganz gut Luft und es stört nicht übermäßig. Nach dem Aufstehen schwillt es dann innerhalb von fünf Minuten wieder ab.“

„Eine Apothekerin hat mir erzählt, dass die Umstellung für die Nase circa zwei Wochen dauern kann.“

Achtundvierzigster Tag

Es bleibt nicht mehr viel Zeit. Die Hälfte ist fast rum. Ich sollte nun wissen, wie ich vorgehen will.

Meine persönliche Entzugsstrategie

Nachdem ich mich nun eingehend mit den verschiedenen Möglichkeiten der Entwöhnung und den damit zusammenhängenden Erfahrungen der Betroffenen beschäftigt habe, glaube ich nun zu wissen, wie der Entzug in meinem Fall einigermaßen erträglich von Statten gehen könnte. Ich wähle eine Kombination aus Ersatz- und Reduktionsmethode. Der harte Entzug erscheint mir zu heftig, die Ein-Loch-Methode zu langwierig. Hier nun also meine Theorie für eine sanfte Fahrt in ein Leben ohne Nasenspray (wenn auch Sie diesen Weg gehen wollen, konsultieren Sie bitte vorher einen Arzt):

Ich plane, meinen Entzug am nächsten Wochenende zu beginnen. Dies hat für mich den Vorteil, dass ich auch tagsüber unbehelligt Nasenpflaster tragen kann, wenn ich es wünsche.

Morgens ist die Nase meist verschlossen. Daher möchte ich den ersten Tag mit ganz normalen Sprühstößen beginnen. Wenn die Nase dann frei ist, soll die erste Nasendusche mit Spülsalz erfolgen. Im Anschluss werde ich eine Tablette gegen Schnupfen einnehmen. Sollte ich das Bedürfnis verspüren, so werde ich Meerwasser mit Dexpanthenol sprühen und gegebenenfalls Nasenöl verwenden.

Mittags werde ich dann erneut ein Anti-Schnupfenmittel in Tablettenform zu mir nehmen. Bei Bedarf Meersalzlösung. Sollte meine Nase zuschwillen, so werde ich mich körperlich betätigen und gegebenenfalls Heilpflanzenöl verwenden. Für den Fall, dass es nicht mehr auszuhalten ist, habe ich Kinder-Nasentropfen vorgesehen, und zwar welche mit einem anderen Wirkstoff als bisher. Während der gesamten Dauer meiner Abhängigkeit habe ich immer nur einen Wirkstoff verwendet: Oxymetazolinhydrochlorid. Jetzt entscheide ich mich für Tramazolinhydrochlorid.

Abends folgt die zweite Nasendusche und Tablette Nr. 3. Wenn nötig Meerwasser, Nasenöl oder Kamille-Kopf-Bad. Vor dem Zubettgehen werde ich die Kindernasentropfen nehmen und ein Nasenpflaster aufsetzen.

Am zweiten Tag lasse ich die gewohnte Droge, die ich noch am Vortag morgens genommen habe, einfach weg. Ich beginne wieder mit der Nasendusche und der Kapsel gegen Schnupfen. Mittags die nächste Kapsel. Abends die dritte mit Nasendusche und vor dem Schlafengehen Kindernasentropfen sowie Nasenpflaster. Zwischendurch immer wieder Meerwasser, Öl, Bewegung. Wenn gar nichts mehr geht: Kindernasentropfen.

Dies will ich eine Woche lang durchziehen.

In der zweiten Woche keine Tabletten mehr. Der Rest bleibt unverändert.

In der dritten Woche weiter wie bisher, jedoch werden die Kindernasentropfen durch Säuglingsnasentropfen ersetzt.

Nach drei Wochen will ich dann clean sein und gar nichts mehr benutzen müssen.

Hier noch einmal in der Zusammenfassung:

<u>Erster Tag</u>

Morgens:	- Nasenspray - Nasendusche - Schnupfenmittel
Mittags:	- Schnupfenmittel
Abends:	- Nasendusche - Schnupfenmittel - Kindernasentropfen - Nasenpflaster
Zwischendurch:	- Meerwasser - Nasenöl - Nasenpflaster - Heilpflanzenöl - Bewegung
Im Notfall:	- Kindernasentropfen

Zweiter bis siebenter Tag

Morgens:	- Nasendusche - Schnupfenmittel
Mittags:	- Schnupfenmittel
Abends:	- Nasendusche - Schnupfenmittel - Kindernasentropfen - Nasenpflaster
Zwischendurch:	- Meerwasser - Nasenöl - Nasenpflaster - Heilpflanzenöl - Bewegung
Im Notfall:	- Kindernasentropfen

Zweite Woche

Morgens:	- Nasendusche
Abends:	- Nasendusche - Kindernasentropfen - Nasenpflaster
Zwischendurch:	- Meerwasser - Nasenöl - Nasenpflaster - Heilpflanzenöl - Bewegung
Im Notfall:	- Kindernasentropfen

Dritte Woche

Morgens:	- Nasendusche
Abends:	- Nasendusche - Säuglingsnasentropfen - Nasenpflaster
Zwischendurch:	- Meerwasser - Nasenöl - Nasenpflaster - Heilpflanzenöl - Bewegung
Im Notfall:	- Säuglingsnasentropfen

Neunundvierzigster Tag

Selbstversuch: Nasenöl

Nasenöl habe ich noch nie benutzt. Vermutlich deshalb, weil sich meine Nase nur recht selten wirklich trocken anfühlt. Viele Betroffene berichten aber positiv darüber. Einige wenige raten davon ab, weil das Öl angeblich die Flimmerhärchen in der Nase verkleben würde.

Ich habe mir ein Fläschchen gekauft. 7,29 Euro habe ich für 20 ml gegeben. Nicht billig! Wenn man das einmal auf einen Literpreis umrechnet, staunt man nicht schlecht. 364,50 Euro für einen Liter ist ein stolzer Preis. Das Gleiche gilt auch für das von mir regelmäßig verwendete Spray. Bei 5,59 Euro für 15 ml ergibt sich ein Literpreis von 372,67 Euro. Das muss man sich mal auf der Zunge zergehen lassen: Wenn ich von nur 100.000 Abhängigen hierzulande ausgehe und diese nur ein einziges Fläschchen Nasenspray alle zwei Wochen kaufen würden, so ergäbe sich ein jährlicher Umsatz von 14.534.000 Euro allein in Deutschland! Nun kenne ich die Entwicklungs-, Produktions- und Vertriebskosten nicht. Aber ich denke, es handelt sich um ein wahrhaft einträgliches Geschäft für alle Beteiligten.

Aber zurück zum Nasenöl: Die Packungsbeilage erklärt, wozu das Nasenöl angewendet werden kann. Nämlich zur Behandlung von Nasenschleimhaut, die beispielsweise durch den übermäßigen Gebrauch von schleimhautabschwellenden Medikamenten geschädigt wurde. Volltreffer! Wenn dieser Sachverhalt in meinem Fall nicht eindeutig vorliegt, dann weiß ich nicht mehr weiter.

Das Produkt enthält eine Vielzahl von Bestandteilen, im Wesentlichen ätherische Öle sowie die Vitamine A und E.

Unter der Überschrift „Art der Anwendung“ ist zu lesen, dass das Nasenöl mehrmals täglich angewendet werden kann. Nach dem Einträufeln des Öls soll die Flüssigkeit mit leichtem Druck auf die Nasenflügel in der Nase verteilt werden. Ich erschrecke leicht, als ich lese, dass das Hinunterlaufen des Nasenöls in den Rachenbereich „im Sinne der Behandlung“ ist und den

Heilungsverlauf fördert (sollte sich denn im Rachen etwa auch geschädigte Nasenschleimhaut befinden?).

Um es zu testen, wende ich das Öl nun an. Meine Nase ist gerade relativ frei. Der Geruch des Nasenöls ist angenehm. Ich lehne den Kopf zurück und träufele mit der im Verschluss befindlichen Pipette etwa zwei Tropfen in jedes Nasenloch. Die Gase beißen etwas in den Augen. Das rechte Nasenloch fühlt sich sofort verstopft an. Ich möchte mir die Nase putzen und ziehe sie unentwegt hoch. Ein Nießreiz kündigt sich an und geht langsam wieder. Irgendwie ist ein wenig Öl auf meine Lippen gelangt. Ich tupfe Nase und Lippen mit einen Tuch ab und zwinge mich, die Nase nicht zu putzen. Nach kurzer Zeit muss ich doch noch niesen und komme nicht darum herum, die Nase zu putzen. Als Nächstes folgt der Griff zum Nasenspray, denn ich möchte das rechte Nasenloch möglichst schnell wieder geöffnet wissen.

Ich würde die Prozedur als eher unangenehm bezeichnen. Ob ich das Nasenöl während des geplanten Entzugs regelmäßig verwenden werde, wird sich wohl erst zeigen, wenn ich es öfter benutzt habe.

Fünfzigster Tag

Die Wende?

Es ist etwas Erstaunliches geschehen! Ich bin in dieser Nacht nicht aufgewacht. Ich habe nicht gesprüht. Ich habe einfach durchgeschlafen. Eben, am Morgen, bin ich erwacht und irgendetwas stimmte nicht. Die Nase war und ist immer noch frei. So frei wie noch nie! In den vielen Jahren meiner Abhängigkeit kann ich mich nicht erinnern, mit vollkommen freier Nase aufgewacht zu sein. Wie ist das möglich? Was ist anders als sonst? Nichts. Alles wie immer. Nur gestern Abend, da habe ich das Nasenöl ausprobiert und war nicht sonderlich begeistert. Im Anschluss an meine Aufzeichnungen zu meinem kleinen Selbstversuch habe ich dann noch im Internet gesurft und einen Artikel zu Nasenölen gelesen. Hierin wurde erwähnt, dass Nasenöle mit Vorsicht zu genießen wären, da durch Einatmen von winzigen Öl-Tröpfchen Lungenentzündungen hervorgerufen werden könnten. Das hat mich zunächst eingeschüchtert. Da aber über so viele positive Erfahrungen von Betroffenen berichtet wurde, wollte ich zukünftig trotzdem nicht ganz darauf verzichten und dachte mir, ich könne das Nasenöl beim nächsten Mal ja auf ein Wattestäbchen tropfen und die Nase damit von innen einpinseln. Das war gestern Abend. Nachdem ich das Öl, wie im Selbstversuch beschrieben, eingeträufelt hatte, verschloss sich ein Nasenloch sofort. Ich zwang mich, wie erwähnt, die Nase dennoch nicht zu putzen, musste aber niesen und schnäuzte schließlich doch. Kurze Zeit später erlöste ich die Schwellung durch einen Hub Oxymetazolin. Dann surfte ich noch ein wenig, ging zur Abendtoilette über und legte mich schlafen. Ob ich zwischenzeitlich noch einmal Nasenspray genommen habe, weiß ich gar nicht mehr, da ich meine Aufzeichnungen am Wochenende habe ruhen lassen. Wie eingangs geschildert, schlief ich seelenruhig und meine Nase ist noch immer frei. Bei der Morgentoilette fiel es mir dann wie Schuppen von den Augen. Könnte das die Wende nach fast 20 Jahren Abhängigkeit sein? Vielleicht. Wäre das nun eine Möglichkeit von dem Zeug endlich loszukommen? Wer weiß. Die Erklärung für meine gut durchlüftete Nase legte ich mir soeben wie folgt zurecht: Ich erinnerte mich an den Teufelskreis. Das Nasenspray bewirkt, dass sich die Gefäße in der Nasenschleimhaut zusammenziehen und die Blutzufuhr verringert wird. Dadurch schwillt die Nase ab. Bei übermäßiger Einnahme von Nasenspray trocknet die Schleimhaut aus und der Körper steuert dieser Trockenheit mit erhöhter Blutzufuhr entgegen. Die hieraus resultierende geschwollene Nase wird im Anschluss durch erneute Zufuhr des Wirkstoffs wieder in einen erträglichen Zustand zurückgefahren. Diesen Teufelskreis bemerken die Betroffenen am Anfang überhaupt nicht, da sie denken, der Schnupfen, oder was auch immer der Auslöser für ihre Nasenatmungsprobleme war, würde noch andauern und diesmal nur besonders langwierig sein. Nach ein, zwei Wochen ist es dann soweit: Willkommen im Club!

Aber was hat das Ganze jetzt mit meiner Nase, die, seit ich vor etwa einer Stunde aufgestanden bin, immer noch frei ist, zu tun? Ganz einfach, denke ich mir und hoffe und bete, dass ich da keinem Irrtum unterliege:

Der Körper reagiert gegen die Trockenheit der Nasenschleimhaut mit vermehrter Blutzufuhr. Durch meine gestrige Einnahme von Nasenöl war die Schleimhaut über einen Zeitraum von mehreren Stunden ausreichend befeuchtet. Mein ständiges Naseputzen fiel in der Nacht aus. Die Feuchtigkeit blieb in der Nase. Die erhöhte Blutzufuhr konnte deshalb unterbleiben. Die Nase schwoll nicht zu. Der Teufelskreis wurde unterbrochen!

7:05 Uhr: Eben habe ich die Nase erneut eingeölt. Diesmal habe ich sie mit Wattestäbchen betupft. Ich habe mir vorgenommen, die Nase heute so wenig wie möglich zu schnäuzen, um die Feuchtigkeit, so gut es geht in der Nase zu belassen. Jetzt wird mir erst bewusst, wie viel Feuchtigkeit verloren geht, wenn die Nase, wie in meinem Fall, gut 30mal täglich geputzt wird.

Die Wende könnte also durch die regelmäßige Anwendung von Nasenöl in Verbindung mit einer stark reduzierten Anzahl von „Naseputzern" eingeläutet werden.

Heute ist Montag. Ein Feiertag. Zum Glück habe ich frei. Ich muss erst morgen wieder ran. Deshalb ist es auch nicht schlimm, wenn ich die Nase heute, wie ich gerade feststelle, am ersten Tag meines Entzuges, häufig hochziehen werde. Meine Familie wird es mir sicher verzeihen. Durch meinen spontanen Entschluss ist allerdings mein ganzer Buchplan auf den Kopf gestellt! Mein Entzug sollte erst am Samstag beginnen. Eigentlich sollte er langwierig und qualvoll sein. Zum Einen, weil ich davon überzeugt war, dass es so sein würde, und zum Anderen, weil die Entwöhnung genügend Stoff für ein großes Kapitel in meinem kleinen Büchlein liefern sollte. Aber jetzt scheint das Gegenteil der Fall zu sein. Jetzt kommt vielleicht alles anders. Ich bin sehr gespannt auf den nasentechnischen Verlauf des heutigen Tages:

7:00 Uhr: Meine Nase ist frei. Ich putze sie und pinsele sie mit Nasenöl ein.

Ab jetzt vermeide ich die Nase zu putzen und tupfe sie stattdessen einige Male ab.

8:03 Uhr: Meine Nase ist nicht mehr ganz so frei wie zuvor. Ich unterstütze die Atmung, indem ich ein Nasenpflaster aufsetze.

8:27 Uhr: Durch erneutes Einpinseln der Nase versuche ich die Nase weiterhin feucht zu halten.

Wir sind zum Frühstück eingeladen. Zur Sicherheit nehme ich ein paar Utensilien mit: Nasenöl, Wattestäbchen, Nasenpflaster, Meerwasser, Nasenspray für den Notfall. Mein Hals ist trocken.

9:50 Uhr: Während des Frühstückes schwillt die Nase zu. Ich muss sie putzen. Zusätzlich nehme ich Meerwasserspray mit ätherischen Ölen. Ich bin kurz davor, das Frühstück abzubrechen.

9:55 Uhr: Ich schnäuze erneut. Jetzt fühle ich den starken Drang, mein gewohntes Nasenspray zu nehmen.

10:10 Uhr: Ich beträufele die Nase wieder mit Nasenöl.

10:40 Uhr: Es geht nicht mehr! Ein Hub Nasenspray in jedes Nasenloch. Wäre ja auch zu schön gewesen. Ich mache trotzdem weiter. Vielleicht heute Abend noch mal sprühen und morgen dann hoffentlich gar nicht mehr.

10:41 Uhr:	Die Nase ist von jetzt auf gleich, innerhalb von ganz wenigen Sekunden, 100 %ig frei. So schnell hat sie noch nie auf das gewohnte Spray reagiert. Ich nehme das Pflaster ab.
12:20 Uhr:	Ich putze mir die Nase. Aus Gewohnheit. Aus Versehen. Ich habe vergessen, dass ich das nicht mehr wollte.
14:15 Uhr:	Mein linkes Nasenloch ist verschlossen.
14:20 Uhr:	Ich putze mir die Nase.
14:22 Uhr:	Ich träufele Nasenöl.
14:24 Uhr:	Ich setze ein Nasenpflaster auf. Das linke Nasenloch ist jetzt zu etwa 50 % offen. Das rechte hat noch 100 %.
14:50 Uhr:	Die linke Seite ist nun zu rund 80 % geöffnet.
15:23 Uhr:	Schade, linke Seite nun 100 % offen. Rechte Seite geht aber langsam wieder zu.
15:56 Uhr:	Die rechte Seite ist zu 90 % verschlossen.
16:20 Uhr:	Ich sprühe Meerwasser.
16:28 Uhr:	Linke Seite zu 80 % geöffnet. Rechte Seite komplett dicht.
16:50 Uhr:	Beide Seiten sind jetzt vollständig verschlossen. Meine Theorie lässt scheinbar stark zu wünschen übrig.
17:00 Uhr:	Die rechte Seite geht auf. Wohltuend.
17:10 Uhr:	Ich schnäuze schon wieder.
17:20 Uhr:	Ich entscheide mich für eine Nasendusche. Dabei behalte ich das Pflaster auf. Im Anschluss putze ich die Nase.

17:24 Uhr:	Die linke Seite ist immer noch verschlossen. Das rechte Loch ist zu 30 % geöffnet.
17:26 Uhr:	Ich pumpe Meerwasser.
17:29 Uhr:	Die Nase ist wie zubetoniert. Vermutlich hat die Nasenspülung die Durchblutung der Nasenschleimhaut angeregt.
17:31 Uhr:	Ich niese dreimal.
17:34 Uhr:	Ich schnäuze.
17:35 Uhr:	Keine Chance! Nasenspray für jede Seite! Ernüchterung.
17:36 Uhr:	Das Nasenspray öffnet meine rechte Seite zu circa 80 %. Die linke Seite bleibt verschlossen.
17:38 Uhr:	Linke Seite immer noch dicht. Normalerweise würde ich jetzt nachpumpen, mit einem offenen Nasenloch lässt sich aber auch leben.
17:42 Uhr:	Ich pumpe doch nach! Wenn schon, denn schon...
17:43 Uhr:	Ich nehme das Pflaster ab.
17:45 Uhr:	Die linke Seite ist nun zu 20 % geöffnet. Die rechte nur noch zu 50 %. Ich verliere die Geduld.
17:53 Uhr:	Links offen zu 30 %, rechts zu 70 %.
17:54 Uhr:	Ich niese. Links zu. Rechts 50 %. Ich schüttele den Kopf und putze mir die Nase.
17:58 Uhr:	Niesen, putzen.
18:14 Uhr:	Ich hatte mir den Tag echt anders vorgestellt. Die morgendliche Euphorie ist verflogen. Aber egal. Es ist auszuhalten. Jetzt habe ich mit dem Entzug begonnen und mache auch weiter damit.

	Morgen werde ich mir Kindernasentropfen mit einem anderem Wirkstoff besorgen.
18:25 Uhr:	Linke Seite 20 % geöffnet, rechts 70 %. Unter normalen Umständen hätte ich nachgesprüht. Ich verliere die Hoffnung.
18:48 Uhr:	Niesen, putzen. Die Nase ist vollständig verschlossen. Gleich werde ich wieder sprühen.
18:53 Uhr:	Oxymetazolinhydrochlorid in beide Seiten. Volle Dosis! Ich habe keinen Bock mehr. Ich breche ab. Entzug vertagt. Theorie über den Haufen geworfen. Ende.

Im Verlauf des Abends sprühe ich noch viele Male.

Die Nacht ist unruhig. Es scheint fast so, als würde meine Nase Rache nehmen, für die Zeit der Entbehrung. In der Nacht sprühe ich mindestens viermal...

Am nächsten Tag

Eine leichte Depression macht sich breit. Ich habe wirklich gedacht, es könne ganz einfach sein. Um mich zu trösten suche ich gezielt nach Berichten von Leuten, die rückfällig geworden sind. Da gibt es einige.

Stimmen von Betroffenen

Rückfälle

„Ich hatte vor ein paar Wochen eine Grippe und seitdem hänge ich wieder an der Flasche.“

„Ich habe mich gefragt, ob man eigentlich, wie bei den trockenen Alkoholikern, rückfällig werden kann, wenn man nach langer Zeit mal wieder einmal sprüht? Bei den trockenen Alkoholikern ist ja nach Jahren schon ein Glas Wein zuviel, die werden dann gleich wieder rückfällig. Ist das bei uns ‚Nasensprayern' auch so?“

„Ich habe es auf die harte Tour versucht und mein Spray verbannt. Allerdings nicht für lange. Das habe ich nicht ausgehalten.“

„Nachdem ich davon gehört hatte, habe ich letzten Freitag mit der Ein-Loch-Strategie angefangen. Ganze vier Tage habe ich durchgehalten. Aber es geht einfach nicht!“

„Ich habe nur Angst, wie das ist, wenn ich es dann geschafft habe und ich eine Erkältung bekomme.“

„Ich habe nach zehnjähriger Abhängigkeit letztes Jahr den Entzug gemacht. Es klappt seitdem bestens mit der Atmung. Letzte Woche traten dann meine Befürchtungen ein: Ich bekam eine Erkältung und meine Nase war total dicht! Da ich keine Nebenhöhlenentzündung bekommen wollte (war immer ein Riesenproblem bei mir), habe ich mich überwunden und an zwei Tagen abends Nasenspray benutzt. Nach den zwei Tagen war meine Nase aber wieder von selbst frei! Die Erkältung lief irgendwie viel einfacher ab, als ich es früher während meiner Abhängigkeit gewohnt war. Ich hatte mir immer solche Gedanken gemacht, was ich im Falle einer Erkältung tun sollte, also sprühen oder nicht. Und nun war es überhaupt kein Problem!“

„Donnerstag wurde ich fast schwach. Ich dachte, mit dieser zubetonierten Nase kannst du unmöglich ins Büro. Ich hatte einige wichtige Meetings vor mir und bekam Panik. Ich fuhr zur Apotheke und die war um halb acht Uhr morgens noch zu.

Welch ein Glück! Wer weiß, ob ich sonst nicht rückfällig geworden wäre. Jetzt geht es langsam besser, auch mental.“

Das reicht noch nicht. Ich will Misserfolge. Also weiter:

Stimmen von Betroffenen

Misserfolge

„Ich sprühe mein linkes Nasenloch schon seit sechs Wochen nicht mehr und habe absolute Probleme. Von Zeit zu Zeit geht es auf, aber auch schnell wieder vollkommen zu."

„Ich hab das Zeug vor einem Jahr schon einmal für eine Woche nicht genommen. Das war der echte Horror! Ich hätte mich am liebsten aufgehängt! Gebracht hat es nur sehr wenig und ich bin doch wieder rückfällig geworden. Mittlerweile bin ich seelisch sowie physisch völlig am Ende. Wenn ich eine Erkältung habe, gehe ich die Wand hoch. Ich habe, glaube ich, alle Nebenwirkungen, die man sich vorstellen kann!"

„Oh Mann, da ist man echt mal auf dem besten Wege und dann so etwas: Schnupfen! Und somit nehme ich das Zeugs auch wieder öfter als nur abends. Langsam aber sicher fange ich an auszurasten! Ich komme wohl echt nicht von dem Müll weg. Wenn ich nämlich Schnupfen habe, ist der Entzug wirklich nicht möglich. Dann würde ich nur durchdrehen und es doch wieder nehmen. Ich weiß langsam nicht mehr, was ich noch machen soll."

„Der Entzug ist dermaßen schlimm, dass ich es nie länger als einen halben Tag ohne ausgehalten habe."

„Ich nehme jetzt seit einem Jahr nur noch Nasenspray für ein Nasenloch und für das andere auch nur noch abends. Aber es bessert sich nicht. Ein Nasenloch ist zu und wird es wohl auch bleiben. Ich muss mir jetzt überlegen, ob ich eine OP vornehmen lasse oder nicht. Das einzig Gute an diesem ‚Halb-Entzug' ist, dass ich mich nicht mehr als zu 100 % abhängig bezeichnen würde. Ich war gerade eine Woche im Urlaub und hatte mein Spray zuhause vergessen. Keine Panik. Nichts. Ich bin halt eine Woche mit zwei dichten Nasenlöchern herumgelaufen und habe durch den Mund geatmet und hatte trotzdem einen wundervollen Urlaub. Ist zwar ein sehr kleiner Erfolg, aber immerhin."

Jetzt geht es mir schon besser. Noch einmal zu sehen, dass ich nicht der Einzige mit diesen Problemen bin, beruhigt. Langsam keimt die Hoffnung wieder auf. Viele resignieren. Sie haben Phasen, in denen die Hoffnung auf ein Leben ohne Nasenspray der Verzweiflung gewichen ist.

Stimmen von Betroffenen

Resignation

„Ich gebe ehrlich zu, dass ich nicht den Willen habe, um ernsthaft damit aufzuhören. Innerlich sage ich mir ‚Ja, irgendwann höre ich schon auf', aber im Grunde weiß ich, dass ich mir da ganz schön etwas vormache. Wenn ich an die quälenden Nächte denke..."

„Den Gedanken ans Aufhören habe ich in letzter Zeit immer öfter im Kopf. Ab und an mal Nasenbluten, Kopfschmerzen, Nasenbrennen, heftige Niesanfälle direkt nach dem Sprühen und ähnliches, stimmen einen manchmal ganz schön missmutig und depressiv. Das mehrmalige Aufwachen in der Nacht zum ‚nachsprühen' und danach schnell wieder weiterschlafen ist inzwischen leider schon ganz normal und sicherlich sehr ungesund. Auch die Angst irgendwann mal in eine Situation zu gelangen, in der man nicht an sein Dope herankommt, löst bei mir regelrechte Panikattacken aus. Aber der Gedanke zu einem Arzt zu gehen und darüber zu reden, eine eventuell nachfolgende OP, vor der ich panische Angst hätte, sowie auch der Gedanke ‚Es ist eh alles zu spät und hoffnungslos nach so einer langen Zeit, da ist inzwischen alles kaputt', lassen mich immer alle Bedenken zur Seite wischen und einfach weitermachen wie bisher."

„Kopfschmerzen, wenn kein Spray im Haus ist. Aggressionen wegen verstopfter Nase. Schwindelgefühl beim Entzug. Und und und. Einfach superätzend. Aber bisher war ich echt zu schwach um aufzuhören."

„Ich versuche mich die ganze Zeit dazu aufzuraffen einen ‚Entzug' zu machen. Es klappt einfach nicht! Jedes Mal, wenn ich damit anfangen will, verlässt mich der Mut und ich kriege den totalen Horror und Schiss. Was soll ich nur machen? Wie kann ich mich dazu aufraffen endlich von dem Zeugs wegzukommen? Ich brauche echt Hilfe, denn zurzeit sprühe ich den ganzen Tag. Das Zeugs ist ratz fatz leer. Hilfe!"

„Es ist verdammt nicht einfach! Ich habe es nicht geschafft. Die letzten Jahre habe ich aufgegeben, davon loszukommen. Ich habe einfach damit gelebt – ja, es ist mir wohl gleichgültig geworden, wahrscheinlich aus Bequemlichkeit und vielleicht aus Zeitmangel."

„Ich habe es mal geschafft, ein Jahr ohne Spray zu leben. Aber es war ein Krampf, und dass es nicht ewig ohne gehen würde, war vorauszusehen."

„Ich habe 12 Stunden ohne Spray ausgehalten. Danach war endgültig Ebbe. Es ging nichts mehr. Bei jedem Schlucken gab es tierischen Druck auf den Ohren. Ich werde noch wahnsinnig!"

Vierundfünfzigster Tag

Heute steht mir der Sinn nach leicht verdaulicher Kost. Ich widme mich dem Thema Wissenswertes.

Kurz erklärt: Anatomie der Nase, Teil 2

Die Nasenform

Die erblich bedingte Höhe, Länge und Breite der Nase ist abhängig von den klimatischen Verhältnissen, die unsere Vorfahren im Laufe der Jahrhunderte vor Ort vorgefunden haben.

So finden wir schmale Nasen in Gebieten mit gemäßigtem oder arktischem Klima. Die für eher kalte Witterungsverhältnisse ausgelegte Nasenform weist relativ enge Atemkanäle auf, damit die eingeatmete Luft die Schleimhäute langsamer passieren und so stärker erwärmt werden kann.

In heißen Klimagebieten sind hingegen breite Nasen mit verhältnismäßig weiten Atemkanälen vorzufinden. Die bereits warme Atemluft kann hier schneller an den Schleimhäuten vorbeiziehen und damit weniger zusätzliche Wärme aufnehmen.

Nasen können bekanntlich verschiedene Rückenprofile aufweisen.

Die Nasenrücken verlaufen gerade, gebogen, gewinkelt oder auch wellig. Gebogene Nasenrücken können konkav, das heißt leicht nach innen gewölbt, oder konvex, also nach außen gebogen, sein. Sind die Nasenrücken gewinkelt, so weisen sie im eigentlich geraden Verlauf eine Kuppe auf. Bei einem gewinkelt-konvex-förmigen Verlauf spricht man von Hakennase.

Weibliche Stupsnasen, also kleine, gerade, leicht konkave Nasen, liegen in Attraktivitätseinschätzungen von männlichen und auch von weiblichen Befragten sehr weit vorne.

Schön, machen wir noch ein wenig weiter und sehen uns die wohl am häufigsten vorkommenden Erkrankungen der Nase an:

Kurz erklärt: Erkrankungen der Nase

Schnupfen

Die akute Entzündung der Nasenschleimhaut ist eine meist durch Viren hervorgerufene Infektionskrankheit. Sie ist gekennzeichnet durch das Laufen einer wässrigen Flüssigkeit, durch Niesreiz und durch das Gefühl einer verstopften Nase. Die akute Entzündung der Nasenschleimhaut wird umgangssprachlich als Schnupfen bezeichnet.

Für Viruserkrankungen, wie den Schnupfen, gibt es keine speziellen Behandlungsmöglichkeiten. Zur Linderung der Beschwerden, zur Verbesserung der Nasenatmung also, werden oft gefäßverengende und damit schleimhautabschwellende Medikamente eingesetzt, die bei zu häufigem und zu langem Gebrauch wegen der Durchblutungsminderung zu Schäden an der Nasenschleimhaut führen.

Sekretion

Unter Sekretion wird das Herauslaufen von Flüssigkeit aus der Nase verstanden.

Steigern wir die Sache noch ein wenig:

Nasennebenhöhlenentzündung

Unter Nasennebenhöhlenentzündung wird eine Entzündung der Schleimhaut in den Nebenhöhlen verstanden. Als Entzündung wiederum bezeichnet man die Reaktion des biologischen Gewebes auf einen äußeren oder innerlich ausgelösten Reiz. Die Reaktion des Gewebes soll die Ausbreitung des schädlichen Reizes verhindern, ihn beseitigen und aufgetretene Schäden reparieren.

Anzeichen für Nebenhöhlenentzündungen, von denen entweder einzelne Höhlen, mehrere oder im schlimmsten Fall alle Nebenhöhlen betroffen sein können, sind im Wesentlichen

Kopfschmerzen, Druckschmerzen, Schnupfen, Fieber und Schwindel.

Zur Behandlung von Nebenhöhlenentzündungen werden meist schleimhautabschwellende Nasentropfen, Wärme in Form von Rotlicht, Kopfdampfbäder und bei länger andauernder Entzündung auch Antibiotika verwendet.

Antibiotika

Antibiotika werden in der Medizin vorwiegend zur Bekämpfung von bakteriellen Infektionen eingesetzt.

Als Antibiotika werden Stoffwechselprodukte von Pilzen, Bakterien, Flechten und Algen bezeichnet, die entweder das Wachstum von Bakterien hemmen oder diese abtöten. Hierzu zerstören Antibiotika Strukturen oder Mechanismen von Bakterienzellen, die in tierischen und menschlichen Zellen nicht vorkommen und deshalb von Menschen vergleichsweise gut vertragen werden.

Antibiotika, die nicht ausreichend wirksam sind oder über einen zu kurzen Zeitraum eingenommen werden, können zu einer Resistenz der bekämpften Bakterien führen. Dies hat dann zur Folge, dass die Bakterien zukünftig nicht mehr auf das verabreichte Antibiotikum reagieren und sich insofern ungehindert ausbreiten.

Und wie war das noch mit Kortison?

Kortison

Als Kortison werden Wirkstoffe bezeichnet, die in der Nebennierenrinde des Menschen gebildet werden und eine entzündungshemmende und antiallergische Wirkung beinhalten.

Die heutigen Präparate werden vorwiegend synthetisch hergestellt. Da bei Einnahme von Kortisonpräparaten über einen langen Zeitraum schwere Nebenwirkungen auftreten können, darf Kortison grundsätzlich nur auf Verordnung eines Arztes und unter ständiger ärztlicher Kontrolle verwendet werden.

Da war doch noch was...

Oxymetazolin

Oxymetazolin verengt lokal gelegene Blutgefäße, führt damit unter anderem zur Abschwellung der Nasenschleimhaut und weist eine längere Wirkungsdauer als Xylometazolin auf.

Wegen der verlängerten Wirkung wurde Oxymetazolin im Jahre 1969 für die Bordapotheke der ersten Mondlandung ausgewählt.

Xylometazolin wurde bereits 1959 hergestellt und patentiert. In Deutschland sind beide Wirkstoffe zwar apotheken- aber nicht rezeptpflichtig. Sie haben eine ähnliche Wirkungsweise wie Adrenalin, welches als Stresshormon unter anderem eine Steigerung der Herzfrequenz und einen Anstieg des Blutdrucks hervorruft.

Wegen der systemischen Wirkung, also der Verteilung und Aufnahme der Wirkstoffe im gesamten Körper, sollten die Arzneimittel nicht von Menschen mit hohem Blutdruck oder anderen Herzproblemen verwendet werden. Auch bei Schwangeren, Säuglingen und Kleinkindern kann der Gebrauch zu schweren Schäden führen.

Längerer Gebrauch kann bekanntlich zum Austrocknen der Nasenschleimhäute führen und mit einer vermehrten Blutfülle der Gefäße einhergehen.

Wie steht es denn mit Nasenbluten?

Nasenbluten

Nasenbluten entsteht durch die Öffnung eines oder mehrerer Blutgefäße im Naseninneren. Im vorderen Bereich der Nasenscheidewand befindet sich ein Gefäßbündel, das besonders empfindlich auf äußere Reize reagiert. Eine häufige Ursache für Nasenblutungen ist die Entzündung der Nasenschleimhaut durch einen so genannten Schnupfen, da die Blutgefäße durch die Entzündung stärker durchblutet werden und brüchiger sind.

Nun zur gefürchteten Stinknase:

Stinknase

Das Krankheitsbild der Stinknase entsteht durch Ausdünnung bzw. Verlust der Nasenschleimhaut. Als Ursachen sind Feuchtigkeitsmangel, Operations- und Bestrahlungsfolgen, chronische Infektionen und der Missbrauch von abschwellenden Nasentropfen hervorzuheben.

Die gewohnheitsmäßige Anwendung von schleimhautabschwellenden Mitteln kann dazu führen, dass die Schleimhaut durch die mangelnde Durchblutung nicht mehr richtig ernährt wird und abstirbt. Dies hat zur Folge, dass die Schleimhaut ihrer Funktion der Befeuchtung und Schleimbildung nicht mehr nachkommen kann. Zu Beginn der Erkrankung fällt lediglich eine trockene Nase auf. Später bilden sich Krusten, die einen üblen Geruch verbreiten. Die Betroffenen fallen ihren Mitmenschen durch den Geruch in der Regel sofort auf. Nicht selten führt dies zu einer sozialen Isolation. Die Betroffenen selbst nehmen den üblen Geruch kaum oder überhaupt nicht wahr, da die Riechzellen meist ebenfalls abgestorben sind.

Zur Behandlung der Stinknase werden regelmäßig Nasensalben, ölhaltige Nasentropfen und Nasenspülungen mit salzhaltiger Lösung verwendet.

Und weiter geht's:

Nasenscheidewandverkrümmung

Die Verformung oder seitliche Verlagerung der Nasenscheidewand, die als Trennwand der Nase die beiden Nasenhaupthöhlen voneinander abgrenzt und idealerweise eine in der Gesichtsmitte gerade verlaufende Ausrichtung hat, kann die Nasenatmung einseitig behindern und zu einer erhöhten Neigung von Nasenbluten und Erkrankungen des Nasen-Rachenraums führen. Die Verkrümmung kann angeboren oder durch eine Verletzung hervorgerufen worden sein. Die Nasenscheidewand kann auf operativem Wege begradigt werden.

Einer geht noch.

Polypen

Umgangssprachlich wird die Vergrößerung der Rachenmandel als Polypen bezeichnet. Die hier gemeinte dritte Mandel, die eine im Rachen befindliche Ansammlung von Drüsen und Lymphknötchen darstellt und bei starker Vergrößerung oft zur Schälung oder Entfernung führt, hat aber nichts mit den Schleimhautwucherungen zu tun, die sich meist durch Blutungen bemerkbar machen und medizinisch als Polypen bezeichnet werden.

Polypen kommen bei verschiedenen chronisch-entzündlichen Zuständen vor und sind vorwiegend in Hohlorganen, wie Nasennebenhöhlen, Magen-Darm-Kanal, Harnblase und Gebärmutter, zu finden.

Die operative Entfernung von Polypen ist in der Regel ein harmloser, ungefährlicher Eingriff.

Das soll für heute reichen.

Fünfundfünfzigster Tag

Selbstversuch: Nasensalbe

Nasensalbe habe ich bisher weder benutzt noch gekannt. Ich weiß auch gar nicht so richtig, was man damit anstellen soll. Außen soll sie wohl kaum aufgetragen werden. Im Inneren kann sie aber auch nicht weit kommen, da sie allenfalls die Nasenlöcher befeuchten und geschmeidig halten wird. Die Musik spielt meiner Meinung nach aber in den Nasenhaupthöhlen, also hinter den Nasenlöchern. Da liegen die Probleme. Und hierhin kann sie wohl kaum gelangen.

Trotzdem habe ich sie gekauft. 2,35 Euro hat sie gekostet. Auf den ersten Blick ein geringer Preis. Auf den zweiten Blick schon nicht mehr. Es handelt sich um ein Tübchen mit acht Gramm Inhalt. Das nun auf ein Kilogramm umgerechnet ergibt einen Preis von 293,75 Euro. Sicher würde man damit lange auskommen. Aber fast 300 Euro für ein Kilo Salbe, in der hauptsächlich Salz und Vaseline enthalten ist? Wahnsinn.

Ich lese die Gebrauchsanweisung. Die Salbe soll angewendet werden, wenn die Nasenschleimhaut im Bereich des Naseneingangs zu trocken oder gereizt ist. Sie soll einen feinen Schutzfilm auf der Nasenschleimhaut bzw. in den Nasenlöchern bilden. Der Schutzfilm soll die Feuchtigkeitsabgabe regulieren und das Eindringen von Schadstoffen erschweren, was immer das bedeutet. Hierzu soll bei Bedarf mehrmals täglich, insbesondere vor dem Zubettgehen, ein linsengroßes Stück Nasensalbe tief in beide Nasenöffnungen eingebracht und durch Andrücken der Nasenflügel in der Nase verteilt werden. Im Anschluss soll vermieden werden, die Nase stark aufzuziehen, da die Salbe sonst in die tieferen Atemwege gelangen könnte. Das scheint dann also nicht von Vorteil zu sein.

Ich gehe zwar gerade nicht zu Bett, aber ich will sie trotzdem ausprobieren. Ich entscheide mich für ein Wattestäbchen und schmiere die Nasenlöcher von innen mit dem Zeug ein.

Das Wattestäbchen kitzelt beim Eindringen in die Nase. Das ist eigentlich auch schon alles. Ein kleiner Geruch der Salbe verrät, dass ich sie aufgetragen habe. Veränderungen in der Nase kann ich auf Anhieb nicht erkennen.

Später schwillt die Nase zu. Das liegt aber, da bin ich mir ganz sicher, nicht an der Salbe. Es handelt sich vielmehr um eine Entzugserscheinung. Ich nehme Nasenspiralen zu Hilfe, weil ich nicht schon wieder sprühen möchte. Was passiert natürlich? Sie rutschen nach dem Einsetzen sofort heraus. Die Nasenlöcher sind wegen der Salbe zu geschmeidig. Nasensalbe und Basketballkörbchen schließen sich also gegenseitig aus. Gleiches gilt vermutlich auch für Nasenöl.

Da die Probleme, die bei Nasenspray-Abhängigkeit gegeben sind, bekanntlich tiefer innen liegen, wird die Salbe während des Entzugs wohl keine große Hilfe sein.

Jetzt schon?

Heute ist der Tag, an dem eigentlich mein Entzug beginnen sollte - eigentlich. Irgendwie bin ich noch nicht soweit. Irgendwie will ich mich nicht quälen. Ich merke, wie ich anfange, mich zu winden und mir Ausreden zurechtzulegen. Ich suche nach Gründen, warum es jetzt noch nicht geht: Am Montag früh habe ich eine Besprechung, abends werde ich mit Kollegen essen gehen. Währenddessen kann ich doch keinen Entzug durchmachen! Am Donnerstag muss ich mit einem Kollegen zusammen den ganzen Tag verbringen. Wir werden uns stundenlang im Zug gegenüber sitzen. Da kann ich doch nicht die ganze Zeit die Nase hochziehen! In der Woche darauf werde ich mit einem anderen Kollegen zu einem dreitägigen Seminar aufbrechen. Wenn ich davon ausgehe, dass die ersten zwei Wochen der Entwöhnung echt unangenehm sind, wie soll ich das denn dann machen? Außerdem habe ich die Kindernasentropfen noch nicht besorgt...

Ich will den Entzug verschieben. Gleichzeitig weiß ich aber, dass es den richtigen Zeitpunkt in Wirklichkeit nie geben wird. Wahrscheinlich werde ich immer versuchen, ihn hinauszuzögern. Ich lasse mich also auf einen zugegebenermaßen faulen Kompromiss mit mir selbst ein. Heute Morgen habe ich schon gesprüht. Auf die geplante Nasenspülung will ich verzichten. Bei den wenigen Malen, als ich sie durchgeführt habe, hat meine Nase im Anschluss zugemacht. Auch Meerwasserspray scheint für mich nicht der große Bringer zu sein. Das Einzige, was ich mir im Moment vorstellen kann, ist Nasenöl, aber auch nur dann, wenn ich das Gefühl habe, dass meine Nase zu trocken wird. Ansonsten will ich es nur mit Nasenpflastern und den Spiralen versuchen. Mal sehen, wie weit ich damit komme.

Dieser Versuch ist wahrscheinlich von vorneherein zum Scheitern verurteilt. Der Wille fehlt einfach...

Am Abend: Bei diesem Anlauf habe mir selbst ein Bein gestellt. Irgendwann im Laufe des Vormittags habe ich gesprüht. Und auch mittags, nachmittags, abends und jetzt. Wieder und wieder. Wo kein Wille ist, ist nur selten ein Weg. Ich überlege, ob dieses Buch auch ohne Happy End zu Ende gehen könnte. Nein, ich muss es schaffen! Ich will ein Happy End! Ich sollte an meiner Motivation arbeiten. Vielleicht hilft es mir zu hören, was andere Betroffene dazu sagen.

Stimmen von Betroffenen

Motivation

„Halte dir einfach vor Augen, dass nach ein paar Tagen das Schlimmste überstanden ist. Es ist einfach toll frei atmen zu können, ohne Spray aus dem Haus gehen zu können, ja nicht einmal mehr dran denken müssen. Besser ist noch, wenn man jemanden hat, der einen unterstützt und aufbaut."

„Wie gesagt, die ersten zwei Tage sind der Horror - da sollte man sich nichts vormachen. Aber was sind schon die beiden Tage gegen den ganzen Horror der letzten Jahre?"

„Ich dachte, ich würde nie davon loskommen. Aber es ist zu schaffen! Nur Mut! Geht zum Arzt, und wenn er euch nicht ernst nimmt, geht zu einem anderen oder in eine HNO-Klinik! Last euch nicht entmutigen, ihr seid nicht allein!"

„Haltet durch, es lohnt sich wirklich!! Ich war auch mehr als zehn Jahre ‚drauf' und nach drei Tagen war der Spuk vorbei. Jetzt ohne Spray ist die Nase nur gelegentlich zu."

„Plant nicht lange, wann ihr das machen wollt. Ich habe drei Jahre damit verbracht mir immer wieder vorzunehmen, das Spray wegzulassen. Lasst es einfach weg, komplett, von jetzt auf gleich."

„Macht es für Euch! Und nur für Euch! Ein Leben ohne Nasentropfen ist viel lebenswerter als eines mit!"

„Der Weg ist hart und grauenhaft, aber sehr wertvoll. Die Lebensqualität steigt rapide, wenn man nicht ständig in Panik gerät, weil mal das Spray nicht greifbar ist!"

„Also, nicht die Nase hängen lassen!"

Zweiundsechzigster Tag

Okay, es ist soweit. Jetzt geht es los.

Mein Entzug, Teil 1

6:49 Uhr: Ich bin gerade aufgewacht. Die Nase ist frei. Gut so. Wenn sie verschlossen gewesen wäre, hätte ich sie frei gesprüht. Allerdings mit Tramazolin. Mein Oxymetazolin habe ich in den Schrank verbannt. Den letzten Schuss hatte ich um 23:10 Uhr, als ich zu Bett ging. Wenn alles gut geht, werde ich das Zeug nie wieder anrühren. Jetzt will ich mich fertig machen und nach dem Frühstück eine Tablette gegen Schnupfen einnehmen. Ich bin zuversichtlich.

8:00 Uhr: Meine Nase verschließt sich langsam. Ich werde jetzt schnell frühstücken, damit ich die Tablette nehmen kann. Das Brötchenholen habe ich mit einem Besuch in der Apotheke verbunden. Japanisches Heilpflanzenöl und Baldrian-Dragees habe ich besorgt. Man weiß ja nie...

8:27 Uhr: Ich nehme die Tablette ein. Auch sie soll eine schleimhautabschwellende Wirkung aufweisen.

9:03 Uhr: Die Nase ist jetzt vollständig verschlossen. Die Tablette lässt zu wünschen übrig. Ich nehme zwei Baldrian-Dragees und setze ein Pflaster auf. Jetzt geht es besser.

10:03 Uhr: Insbesondere das linke Nasenloch macht seit einiger Zeit Probleme. Ich versuche es mit Bewegung. 20 Minuten Trampolin.

10:29 Uhr: Besser.

10:45 Uhr: Rechts zu.

11:37 Uhr: Mit fällt gerade auf, dass der letzte Schuss schon mehr als 12 Stunden her ist. Gutes Gefühl. Rechts immer noch dicht. Ich werde der Nase nun mit dem Heilpflanzenöl zu Leibe rücken.

12:09 Uhr: Die Inhalation des Minzöls löst keine Veränderung aus.

12:11 Uhr: Meerwasser in das verstopfte Loch.

12:16 Uhr: Komplett dicht. Ich nehme das Pflaster ab und versuche es mit Treppensteigen. Die Treppe führt in den Keller und hat 14 Stufen.

12:23 Uhr: Unglaublich. Die Nase hat aufgemacht. Zehn Mal die Treppe rauf und runter und die Nase ist fast frei. Fragt sich nur, wie lange.

Wir fahren zum Mittagessen in ein China-Restaurant. Zur Vorsicht nehme ich Tramazolin mit. Ich möchte schließlich schmecken, was ich esse. Kurz vor der Abfahrt entschließe ich mich, noch eine Tablette gegen Schnupfen zu nehmen. Die sollte eigentlich erst in zwei bis drei Stunden an der Reihe sein.

13:00 Uhr: Während des Essens sprühe ich zweimal Tramazolin in jedes Nasenloch. Die Nase macht sofort auf. Jetzt bereue ich, dass ich zuvor die Tablette eingenommen habe.

13:50 Uhr: Linke Seite zu. Meerwasser.

18:10 Uhr: Wir waren schwimmen. Während der gesamten Veranstaltung hat die Nase mehr oder weniger dicht gemacht. Jetzt ist rechts auf. Ich setze erneut ein Pflaster auf und nehme Tablette Nummer drei. Mich wundert, dass die Probleme trotz der Tabletten und trotz Tramazolin so stark sind.

19:09 Uhr: Alles dicht! Spiralen helfen nicht; die gehen nicht tief genug. Meerwasser.

19:13 Uhr: Dreimal Niesen. Beton. Nichts geht mehr. Und das trotz der Tabletten. Mieses Spiel. Wollen wir doch mal sehen, wer hier stärker ist...

19:41 Uhr: Echt ätzend! Keine Besserung in Sicht.

20:52 Uhr: Um es mit einem Wort auszudrücken: Katastrophe!

20:56 Uhr: Einmal Tramazolin in jede Seite. Ich ziehe die Dosis, die unmittelbar vor dem Zubettgehen dran gewesen wäre, einfach vor.

20:59 Uhr: Faszinierend, wie schnell alles aufgeht. Als würden Gewitterwolken in Sekundenschnelle verschwinden und die Sonnenstrahlen durchkommen. Ein Hoch auf Tramazolin!

23:54 Uhr: Ich bin auf dem Sofa eingeschlafen. Ab ins Bett! Rechts zu.

1:41 Uhr: Ich wache immer wieder auf. Muss immer wieder trinken, um die Trockenheit, die die Mundatmung mit sich bringt, in Hals und Mund zu beseitigen.

3:52 Uhr: Die Nase ist entweder ganz oder einseitig zu. Leichte Kopfschmerzen. Unruhe. Ich döse vor mich hin. Ich stehe auf, sprühe Meerwasser und setze ein Pflaster auf.

7:39 Uhr: Die Nacht war äußerst bescheiden. Ich bin unzählige Male aufgewacht und habe x-mal getrunken, um den Mund zu befeuchten. Jetzt ist die Nase immer noch dicht.

8:07 Uhr: Nachdem ich mich nun angezogen habe, werde ich Treppensteigen. Vielleicht wird es dann besser...

8:12 Uhr: Die Nase ist durch die Bewegung teilweise aufgegangen. Kopfschmerzen. Druck in den Nebenhöhlen. Ich fühle mich krank. Schwindelgefühle.

8:25 Uhr: Ich nehme die Schnupfen-Tablette noch vor dem Frühstück. Ich kann nicht mehr so lange warten.

8:43 Uhr: Das war ein leckeres geschmacksneutrales Frühstück! Leichte Halsschmerzen gesellen sich dazu.

9:01 Uhr: Linke Seite auf. Ich freue mich schon auf den nächsten Schuss Tramazolin. Aber den soll es planmäßig erst heute Abend geben.

9:48 Uhr: Ich habe gerade ein Kopfbad mit japanischem Heilpflanzenöl genossen. Jetzt stinkt die ganze Bude danach. Besser ist es nicht geworden. Meine Familie beschwert sich.

10:31 Uhr: Links zu. Rechts auf. Meerwasser.

11:04 Uhr: Unverändert. Ein Nasenpflaster verschafft Erleichterung.

12:01 Uhr: Der Zustand ist noch immer unverändert, aber erträglich. Ich habe allerdings das Gefühl nicht ganz dabei zu sein und irgendwie neben mir zu stehen.

12:39 Uhr: Das Mittagessen ist gleich fertig. Die Nase ist verschlossen. Tramazolin, damit ich essen kann.

12:41 Uhr: Die Sonne geht auf!

13:26 Uhr: Rechts geht langsam wieder zu. Keine Stunde hat das Tramazolin gehalten. Jetzt gibt es das nächste erst wieder heute Abend. Mist!

14:30 Uhr: Tablette eingenommen.

19:55 Uhr: Versagt. Um 15:10 Uhr habe ich gesprüht. Gegen 17:00 Uhr wieder. Tramazolin. Der Hintergrund: Wir waren eingeladen zu einer Geburtstagsfeier. Ziemlich schnell habe mich entschlossen, das peinliche Nasehochziehen, das Schniefen und Schnäuzen zu beenden. Danach bin ich fast im Stehen eingeschlafen. So ging es mir schon seit Beginn des Entzugs. Das ist auch meiner Frau schon aufgefallen. Jetzt die Erklärung dafür: Meine Schnupfen-Tabletten. Häufige Nebenwirkung: Starke Müdigkeit. Ich hatte den Beipackzettel wie so häufig nicht gelesen. Ich brauche also ein anderes Mittel. Eines, das auch an der richtigen Stelle wirkt und keine Müdigkeit auslöst. Ich breche also ab. Zum Teil jedenfalls. Immerhin habe ich Oxymetazolin gegen Tramazolin ausgetauscht. Immerhin habe ich von 20 bis 30 Stößen auf zwei bis drei heruntergefahren. Von den Tabletten einmal abgesehen. Ich mache also weiter. Morgen besorge ich mir neue Tabletten. Ich werfe die Flinte noch nicht ins Korn. Nicht schon wieder. So nicht.

7:26 Uhr: Die Nacht war gar nicht toll. Ich habe Schnupfen und einige Male Tramazolin gesprüht. Es hat nur wenig geholfen. Wie der Schnupfen entstehen konnte, ist mir schleierhaft. Ich fühle mich fiebrig und überlege, ob ich zum Arzt gehen sollte. Ich entscheide mich dafür arbeiten zu gehen. Vom Frühstück schmecke ich rein gar nichts. Oxymetazolin würde jetzt sicher besser helfen. Ich bleibe aber vorerst bei Tramazolin.

9:30 Uhr: Während der dienstlichen Besprechung geht es mir immer schlechter: Druck in den Nebenhöhlen. Kopfschmerzen. Verschlossene Nase. Ich habe das Gefühl hinter einer Scheibe zu sitzen, kriege manchmal nur die Hälfte mit.

11:00 Uhr: Ich melde mich krank und fahre zum Arzt. Nach einiger Wartezeit erkläre ich meinem Hausarzt die Symptome und eröffne ihm, dass ich vorgestern einen Entzug begonnen habe, weil ich seit etwa 20 Jahren nasensprayabhängig bin und es sich möglicherweise um Entzugserscheinungen handeln könnte. Um nicht ganz alleine mit meinen Problemen dazustehen sage ich ihm, dass ich gehört hätte, dass es in Deutschland mehr als 100.000 Abhängige geben würde. Der Arzt ist nicht verwundert. Weder darüber, dass ich sprühe, noch über die von mir behauptete Anzahl der Süchtigen. Das verwundert wiederum mich. Er schließt Entzugserscheinungen aus und erzählt, dass ihm auf Anhieb mindestens fünf Nasenspray-Abhängige einfallen, die ihm von ihren Problemen berichtet hätten. Ganz normale Leute, die seiner Ansicht nach unverschuldet in einen Teufelskreis geraten sind. Er meint, es wären weit mehr als 100.000 Betroffene. Dennoch ist er von der Notwendigkeit der Einnahme von nasenschleimhautabschwellenden Mitteln bei Entzündungen in den Nasenhöhlen überzeugt, da Antibiotika allein nicht wirken könne. Bei mir diagnostiziert er eine ausgewachsene Nebenhöhlenentzündung, verschreibt mir Antibiotika, empfiehlt mir ein Produkt mit Eisenkraut und meint, ich müsse das Nasenspray noch ein paar Tage weiterhin nehmen, ehe ich den Entzug erneut angehen könne. Ärztlich verordnetes Ende des Entzugs. Als ich zuhause bin, steige ich sofort auf Oxymetazolin um...

Ein paar Tage später

Um meine angegriffene Motivation aufzupeppen, schaue ich mir Betroffene an, die es geschafft haben oder auf einem guten Wege dahin sind. Das ist auch mein Ziel. Genau da will ich hin.

Stimmen von Betroffenen

Entzugserfolge

„Nach drei Nächten ist eine deutliche Besserung eingetreten. Inzwischen geht es mir so gut, ich denke nicht mal mehr an Nasenspray. Jedes Mal wenn ich jemanden sehe, der eines benutzt, würde ich ihn am liebsten gleich warnen und sagen, wie so etwas ausgehen kann."

„Zwei schlimme Wochen mehrmals täglich spülen und dann wurde es allmählich besser. Die Nase wurde frei. Heute spüle ich nicht mehr, kann die Nase normal putzen und brauche weder Sprays noch Tropfen für eine freie Atmung. Ich kann nur jedem Betroffenen empfehlen sofort alle Chemie durch die Nasendusche mit Salzwasser zu ersetzen!"

„Drei Tage ‚clean' und keinen Gedanken mehr an Spray. Das ist doch was!"

„Ich bin seit etwa einem Monat nasensprayfrei. Ich benötige auch keine Hilfsmittel mehr, d. h. keine Kochsalzlösung und auch keine Öle. Ich kann die Nächte durchschlafen und am Tag denke ich nicht einmal an das verfluchte Zeug. Ich war letzte Woche der Grippe verfallen und ich habe mich sogar gefreut, endlich wieder Schnupfen zu haben. Das heißt wohl, dass ich doch noch eine Nasenschleimhaut besitze und dass sie nicht ganz ausgetrocknet ist. Ich denke, jeder kann es schaffen. Um ehrlich zu sein, es dauert gar nicht so lange und es ist ein gutes Gefühl von dem Zeug weg zu sein."

„Es hat bei mir nur drei Tage gedauert, bis ich wieder einigermaßen atmen konnte, ohne Hilfsmittel. Von da an ging es stetig aufwärts. Ich bin seit drei Wochen clean, so richtig, ohne einen einzigen Gedanken an das Zeug. Die Nase ist 100 %ig frei, die Schleimhäute brauchen noch etwas Zeit, aber es wird immer besser. Ich hatte nur Meerwasser und Nasenöl zur Befeuchtung der Schleimhäute, sonst nichts. Also, ein paar Tage relativ gelitten, eine Woche Schleimhäute befeuchtet, das war's. Ist gar nicht so schwierig."

„Ich bin jetzt seit gut drei bis vier Wochen ganz weg von dem Zeug. Die eine oder andere Nacht fällt es mir schon schwer, aber ansonsten muss ich nicht einmal mehr daran denken. Meine Nase ist frei - mal mehr, mal weniger, aber ohne Spray. Man kann es schaffen. Ich war über viele Jahre abhängig und jetzt will ich es nie wieder anrühren."

„Ich habe zehn Jahre Nasenspray genommen. Seit vier Wochen brauche ich es nicht mehr und es tut nicht einmal weh. Ich habe noch 11 Flaschen im Schrank. Die sind jetzt ein abschreckendes Beispiel für mich."

Dreiundsiebzigster Tag

Ich habe noch einmal über die Aussagen meines Hausarztes nachgedacht. Seine Praxis befindet sich in einem Nachbardorf mit etwa 2.800 Einwohnern. In diesem Dorf haben sich zwei praktische Ärzte niedergelassen. Das Dorf nebenan beherbergt circa 1.300 Einwohner und meines Wissens nach keinen Arzt. Wenn beide Ärzte nun diese insgesamt 4.100 Menschen ärztlich versorgen, so entfallen auf jeden Arzt 2.050 potenzielle Patienten. Klingt viel. Ob das realistisch ist, weiß ich nicht. Aber wenn dem so wäre und unter den 2.050 Patienten meines Arztes befänden sich nach seinen Angaben nun fünf und meine Wenigkeit, also sechs Nasenspray-Abhängige und dies wäre für die Bundesrepublik repräsentativ, dann würde sich für 82 Millionen Bundesbürger eine statistische Anzahl von Abhängigen in Höhe von 240.000 ergeben. Es scheinen also wirklich weit mehr als 100.000 Betroffene zu sein. Bald jedenfalls, so glaube ich, gibt es einen weniger...

Sechsundsiebzigster Tag

Der nächste und hoffentlich letzte Versuch. Ich werfe meine bisherige Planung über den Haufen und versuche es mit der Ein-Loch-Strategie. Für eine Seite der Nase soll also in den nächsten Tagen der „harte Entzug“ durchgeführt werden. Die andere Seite will ich erst einmal normal weiter besprühen.

Mein Entzug, Teil 2

Tag 1

6:36 Uhr: Gestern war ein schlimmer Tag. Nasen-technisch betrachtet jedenfalls. Ich habe gefühlte tausendmal gesprüht, geniest, geputzt und wieder gesprüht. Gestern ging rein gar nichts mehr. Das kommt öfter vor. Das ist mir schon mehrfach aufgefallen. Es kommt irgendwie schubweise, so einmal im Monat vielleicht und dauert dann ein, manchmal auch zwei volle Tage. Dann kribbelt und pulsiert die Nase unentwegt, dann verschließt sie sich, geht nach dem Sprühen gar nicht mehr oder nur kurz auf und macht sehr schnell wieder zu. Unangenehm. Wirklich erbärmlich. In Zahlen ausgedrückt sah das gestern wie folgt aus:

Anzahl Sprühstöße je Nasenloch:	53
Anzahl Nase putzen:	45
Anzahl Niesen:	22

Das kann man sich ungefähr so vorstellen: Wenn man allein ist, geht es noch. Dann kann man tröten, schniefen, japsen und fluchen, wie man möchte. Wenn aber Mitmenschen in der Nähe sind, muss man sich schließlich am Riemen reißen. Dann geht man sehr oft zur Toilette, um mit seinen Problemen unbeobachtet fertig zu werden.

Im Auto liegt das Nasenspray in solchen Fällen auf dem Beifahrersitz. Zwischen den Beinen ist ein Stapel von Taschentüchern platziert. Am Armaturenbrett die Strichliste, um den ganzen Wahnsinn aufzuschreiben. Rechts ranfahren, Nase putzen, sprühen, stöhnen, weiterfahren. Niesen, Nase tupfen, einhändig putzen, sprühen, niesen, fluchen, tupfen, rechts ranfahren, ordentlich putzen, ordentlich sprühen, weiterfahren. Verzweifeln, tupfen, jammern...

Ich glaube, ich habe gestern locker ein halbes Fläschchen verbraucht. Es ist schon lange an der Zeit, die Sache zu beenden.

Als ich eben aufgestanden bin, war die rechte Seite ganz verschlossen. Das linke Loch zu etwa 50 % frei. Also nehme ich das rechte für den Entzug. Wenn es eh schon verschlossen ist, dann kann es ja sofort losgehen. Links darf ich sprühen. Rechts auf gar keinen Fall. Bestimmt gar nicht so einfach, immer daran zu denken und nicht aus Gewohnheit die „Entzugsseite“, wie ich das rechte Nasenloch fortan nennen werde, mitzusprühen. Die Entzugsseite will ich heute mit Meerwasser und Nasenöl behandeln. Schauen wir mal, wie es weitergeht...

9:08 Uhr: Frühstück. Schade. Ich habe gedacht, mit einem geöffneten Nasenloch würde ich schmecken. Fehlanzeige. Das ist leider nicht so. Da muss ich dann wohl durch.

9:17 Uhr: Ich setze ein Pflaster auf und siehe da, jetzt schmecke ich etwas. Nicht sehr viel, aber besser als gar nichts.

10:13 Uhr: Nasendusche. Schwierige Prozedur, wenn ein Loch verschlossen ist. Aber vielleicht hilft es.

11:07 Uhr: Das rechte Loch hat sich soeben für ca. zehn Sekunden geöffnet und gleich wieder verabschiedet. Meerwasserspray.

13:00 Uhr: Es geht besser als ich dachte.

13:49 Uhr: Zu 100 % verschlossen. Permanent. Die ganze Zeit. Von den zehn Sekunden von vorhin einmal abgesehen. Die Entzugsseite läuft, aber es ist erträglich.

14:30 Uhr: Mittagessen auf Minigeschmacksniveau.

16:48 Uhr: Rechts immer noch absolut dicht. Hoffentlich geht das nicht ein paar Wochen lang so weiter. Zwei bis drei Tage wären noch okay. Aber länger?

18:18 Uhr: Es nervt langsam. Erneute Nasendusche unter erschwerten Bedingungen.

18:33 Uhr: Zwölf Stunden geschafft! Nasenkörbchen oder -spiralen oder wie die Dinger heißen, bringen leider nichts.

19:34 Uhr: Bewegung hilft ganz sicher. Treppensteigen.

19:40 Uhr: Entzugsseite leicht geöffnet.

19:55 Uhr: Immer noch zu etwa 20 % geöffnet.

20:05 Uhr: Das war es dann schon. Jetzt wieder zu 100 % verschlossen.

21:01 Uhr: Am schlimmsten finde ich, dass ich nicht riechen und nicht schmecken kann.

22:05 Uhr: Zu 50 % geöffnet. Einfach so. Ich glaube es nicht.

22:25 Uhr: Rechts geht auf und zu und auf und zu und kann sich offenbar nicht so richtig entscheiden.

22:43 Uhr: Alles dicht. Die Entzugsseite hat sich nun doch entschieden.

5:05 Uhr: Kein Erfolg in Aussicht.

5:20 Uhr: Wenn ich die Gesichtshaut rechts und links neben der Nase nach außen ziehe, wird die rechte Seite ein wenig durchlässig. Ich setze ein Nasenpflaster auf. Frei! Die rechte Seite ist endlich einmal richtig frei. Wie wunderbar!

Tag 2

7:34 Uhr: Zweiter Tag. Ich wache auf und stelle fest, dass das rechte Loch wieder verschlossen ist. Schade. Ende des Erfolgserlebnisses. Links sprühe ich wieder. Wie so oft am gestrigen Tag und auch in der Nacht. Die linke Seite will ich erst entziehen, wenn die rechte einen ganzen Tag lang frei war.

9:00 Uhr: Frühstück mit halbem Geschmack.

9:48 Uhr: Die Entzugsseite öffnet sich leicht.

10:07 Uhr: Und Tschüss.

16:21 Uhr: Ich muss sagen, irgendwie habe ich mich daran gewöhnt, dass eine Seite verschlossen ist. Es geht noch immer besser als ich dachte. Ab und zu macht das rechte Nasenloch mal für ein paar Minuten auf und geht dann wieder zu. Aber es ist okay. Doof ist nur, dass ich wenig oder gar nichts schmecken kann.

22:35 Uhr: Die Entzugsseite ist eben mal kurz aufgegangen. Ich habe dann mit einem Nasenpflaster sofort nachgeholfen. Jetzt ist sie schon seit ungefähr zehn Minuten offen. Hoffentlich bleibt das so.

2:41 Uhr: Komplett dicht.

3:53 Uhr: Beton.

4:24 Uhr: Rechts geht auf. Aah! Erlösung.

Tag 3

7:28 Uhr: Dritter Tag. Rechts zu 50 % durchlässig. Ich nehme das Pflaster ab. Rechts zu. Heute noch, dann muss es aber gut sein. Na ja, vielleicht dauert es auch eine Woche. Aber dann...

9:08 Uhr: Es nervt. Vor allen Dingen, wenn man sich Besserung erhofft hatte.

14:10 Uhr: Mittagessen mit Geschmack. Eine Wohltat.

17:07 Uhr: Hört das denn nie auf? Nasendusche.

17:21 Uhr: Nasenöl.

20:00 Uhr: Es ist auf. Juhu. Mal sehen, wie lange...

21:14 Uhr: Eine Stunde und vierzehn Minuten. Immerhin.

21:33 Uhr: Jetzt ist es wieder aufgegangen. Ich glaube, es liegt daran, dass ich mich auf der Couch auf die linke Seite gelegt habe. Nasenpflaster zur Unterstützung.

22:42 Uhr: Ja, es stimmt wirklich. Wenn ich mich auf die linke Seite lege, geht das rechte Nasenloch langsam auf. Setze ich mich hin oder stehe ich auf, verschließt es sich langsam. Lege ich mich auf die rechte Seite, geht es sofort zu.

23:15 Uhr: Nasenöl für die Nacht. Die Entzugsseite ist jetzt besser geöffnet als die besprühte Seite. Erstaunlich.

Tag 4

6:14 Uhr: Vierter Tag. Rechts zu. Die Nacht war okay. Es dauert wohl doch eine Woche. Aber was sind schon ein, zwei Wochen Entzug gegen zwanzig Jahre Abhängigkeit.

7:22 Uhr: Mein Gott, es muss doch mal besser werden!

9:12 Uhr: Frühstück mit vollständig freier Nase. Herrlich.

9:25 Uhr: Die Entzugsseite funktioniert wieder besser als die besprühte Seite.

9:53 Uhr: Die Freude war leider nicht von langer Dauer.

11:55 Uhr: Noch immer verschlossen.

13:39 Uhr: Seit Stunden zu. Um die rechte Seite noch vor dem Essen frei zu bekommen, lege ich mich ein paar Minuten hin, auf die linke Seite. Mal sehen, ob sie aufgeht.

14:25 Uhr: Es hat tatsächlich geklappt. Geschmackserlebnis Mittagessen. Traumhaft.

14:30 Uhr: Wieder zu.

16:12 Uhr: Unverändert. Nasenöl.

18:47 Uhr: Es wird langsam besser. 30 bis 50 % Durchlässigkeit nun schon seit mehr als einer Stunde.

20:33 Uhr: Abendessen. Rechts zu. Kurz hinlegen.

20:40 Uhr: Funktioniert nicht wirklich. Die rechte Seite öffnet sich und verschließt sich beim Aufstehen sofort wieder. Dann also doch geschmacksneutrales Abendessen.

21:20 Uhr: Wird das denn nie besser?

22:18 Uhr: Nasenpflaster und Nasenöl für die Nacht.

Tag 5

7:19 Uhr: Fünfter Tag! Die rechte Seite geht nach dem Aufstehen langsam auf. Die Nacht war ganz gut. Ich bin nur einmal aufgewacht und habe die linke Seite gesprüht. Rechts war zwar verschlossen, aber ich konnte sofort weiterschlafen.

9:06 Uhr: Rechts dauerhaft zu etwa 50 % durchlässig.

11:16 Uhr: Seit ungefähr einer Stunde komplett dicht.

12:48 Uhr: Nach dem Spaziergang in der Mittagspause hat die rechte Seite endlich aufgemacht.

13:24 Uhr: Unverändert geöffnet.

13:51 Uhr: Ein Auf und Ab. Die Entzugsseite geht langsam wieder zu.

14:20 Uhr: Verschlossen.

15:33 Uhr: Nichts geht mehr. Als hätten die viereinhalb vergangenen Tage einfach nicht stattgefunden. Einziger Trost: Ich habe mich daran gewöhnt. Die verschlossene Seite macht mir viel weniger zu schaffen als noch zu Beginn.

18:15 Uhr: Nasenöl.

19:03 Uhr: Auf die linke Seite legen bringt leider auch nichts mehr.

21:57 Uhr: Keine Besserung.

22:37 Uhr: Frei. Endlich.

22:56 Uhr: Ein Nasenpflaster für die Nacht.

4:56 Uhr: Rechts und links verschlossen. Oxymetazolin zum Diktat bitte! (natürlich nur für die linke Seite).

Tag 6

6:50 Uhr: Sechster Tag. Unverändert verschlossen. Ich bin gestern auf den Begriff Nasenzyklus gestoßen. Es ist wieder einmal an der Zeit sich kundig zu machen:

Kurz erklärt: Wissenswertes

Nasenzyklus

Unser Körper regeneriert die Nasenschleimhäute im Rahmen des so genannten Nasenzyklus, in welchem die Nasenmuscheln ohne äußeren Reiz wechselseitig an- und abschwellen.

Der geschwollene Zustand der Schleimhäute wird in diesem Zusammenhang als Ruhephase, der abgeschwollene Zustand als Arbeitsphase bezeichnet.

In der Arbeitsphase strömt sehr viel Luft in die Nasenhöhle. Die Schleimhaut reinigt, befeuchtet und erwärmt die Atemluft. In der Ruhephase verringert sich der Kontakt der Luft mit der Schleimhaut durch die verminderte Luftzufuhr deutlich. Die Schleimhaut kann sich währenddessen erholen und neue Energie und Feuchtigkeit speichern. Die durchschnittliche Dauer eines Zyklus beträgt etwa zweieinhalb Stunden.

Niesen

Das Niesen wird meist durch eine Reizung der Nasenschleimhaut ausgelöst. Sofern es nicht bewusst unterdrückt wird, beinhaltet es das unwillkürliche explosionsartige Ausstoßen von Luft durch Mund und Nase. Sinn und Zweck des Niesens besteht darin Nasensekret, Staub und andere Fremdkörper aus der Nase zu entfernen. Der Prozess des Niesens kann in drei Phasen eingeteilt werden.

Phase 1: Tiefes Einatmen.

Phase 2: Kurzes Anhalten der Atmung.

Phase 3: Schlagartiges Zusammenziehen der Ausatmungsmuskulatur in Bauch und Brust und damit Ausstoß der eingeatmeten Luft mit einer Geschwindigkeit von bis zu 160 km/h.

Schnäuzen

Um die Nase zu entleeren und von unliebsamem Inhalt zu befreien, soll das Schnäuzen in mindestens zwei Schritten erfolgen. Zunächst soll nur eine Seite entleert werden, indem ein Nasenloch zugehalten und durch das andere geschnaubt wird. Sodann wird die Prozedur für die andere Seite wiederholt. Richtiges Schnäuzen verhindert, dass der Naseninhalt weiter in die Nebenhöhlen hinein gedrückt wird und sich diese, etwa im Falle von Schnupfen, zusätzlich entzünden.

Schnarchen

Beim Schnarchen liegt eine Blockade der Atemwege vor, die meist auf das infolge der Entspannung des Körpers im Schlaf erschlaffte Gaumensegel, welches im Sog der Atemluft flattert, zurückzuführen ist.

Das Gaumensegel hängt vom Gaumen schräg oder senkrecht in Richtung Zungenwurzel herab, trennt die Mundhöhle vom Rachen und dient damit als Abgrenzung zwischen Luft- und Speiseweg.

Unabhängig vom Gaumensegel kann das Schnarchen aber auch durch Nasenatmungsbehinderungen hervorgerufen werden.

Zurück zum Entzug:

9:48 Uhr: Bisher habe ich entgegen meiner Planung nur Meerwasserspray mit ätherischen Ölen benutzt. Vielleicht wird es deshalb nicht besser. Nun werde ich Meerwasserspray mit Dexpanthenol besorgen.

13:44 Uhr: Permanent zu. Es darf nicht wahr sein! Ich habe Meerwasser mit Dexpanthenol zum Preis von 262,50 Euro je Liter gekauft. Das machte dann 5,25 Euro für 20 Milliliter.

Die Packungsbeilage gibt Aufschluss über Dexpanthenol:

Dexpanthenol wird im Körper in Vitamin B5 umgewandelt und hat als solches feuchtigkeitsbindende und wundheilende Eigenschaften. In Verbindung mit natürlichem Meerwasser hilft es, die Nasenschleimhaut feucht zu halten und unterstützt die Regeneration und Heilung der Schleimhautzellen. Das Mittelchen scheint also genau das Richtige für mich zu sein.

16:41 Uhr: Echt ätzend heute!

18:05 Uhr: Das muss man sich mal vorstellen. Da laufe ich den ganzen Tag mit verschlossener Entzugsseite herum und als das Abendessen ansteht, versuche ich die Nase frei zu kriegen, indem ich mich mal wieder auf die linke Seite lege, und siehe da, es dauert nicht einmal eine Minute und die Seite ist frei. Unglaublich! Am besten, ich stelle mir ein Sofa ins Büro.

19:07 Uhr: Jetzt wäre es beinahe passiert. Um ein Haar hätte ich die rechte Seite auch gesprüht. Puuh. Glück gehabt.

22:03 Uhr: Rechts offen, aber nur, wenn ich liegen bleibe. Ich kann den Entzug doch nicht im Liegen verbringen...

22:58 Uhr: Nasenöl und Nasenpflaster für die Nacht.

4:06 Uhr: Beide Seiten frei!

Tag 7

6:56 Uhr: Siebenter Tag. Rechts zu. Na toll!

8:33 Uhr: Zum Mäusemelken. Bleibt die rechte Seite nun wieder solange verschlossen, bis ich mich heute Abend auf die Couch lege?

11:53 Uhr: Ich fürchte ja.

22:43 Uhr: Seitdem ich zuhause bin, geht es wieder. Ein paar mal kurz auf die Couch gelegt und die Entzugsseite blieb dauerhaft frei. Jetzt muss es nur noch ohne Couch klappen! Eine Woche ist jetzt fast vorbei. Morgen wollte ich eigentlich mit dem Entzug der linken Seite beginnen und dem Oxymetazolin endgültig Ade sagen. Für den Entzug der linken Seite brauche ich aber unbedingt eine permanent freie rechte Seite. Den ganzen Tag mit beidseitig verschlossener Nase herumzulaufen, kann ich mir beim besten Willen nicht vorstellen, das halte ich nicht aus. Also ist es eben noch nicht soweit. Vielleicht braucht die rechte Seite dann doch zehn Tage. Also erst einmal drei Tage Verlängerung.

23:23 Uhr: Nasenöl und Nasenpflaster für die Nacht.

4:56 Uhr: Entzugsseite frei. Links verschlossen. Auch mit Oxymetazolin schwer aufzukriegen.

Tag 8

7:53 Uhr: Achter Tag. Eine Woche ist vorüber. Das gewünschte Ergebnis ist leider noch nicht erreicht. Also weiter. Rechte Seite kaum durchlässig.

8:30 Uhr: Rechts frei.

10:12 Uhr: Rechts noch immer frei. Weiter so.

19:20 Uhr: Ich habe einige Stunden mit Gartenarbeit zugebracht. Die Nase war frei. Sobald ich aber zur Ruhe kam, ging die Entzugsseite wieder zu. Jetzt ist sie wieder frei, weil ich eben auf der Couch gelegen habe.

21:03 Uhr: Spätes Abendessen mit einer hälftig verschlossenen Nase.

22:26 Uhr: Ab ins Bett. Mit Nasenpflaster geht es einigermaßen.

3:16 Uhr: Beidseitig frei.

Tag 9

7:53 Uhr: Neunter Tag. Entzugsseite dicht.

8:36 Uhr: Beidseitig frei.

10:05 Uhr: Noch immer frei. Wird es jetzt besser?

18:43 Uhr: Die Entzugsseite war heute überwiegend geöffnet.

20:02 Uhr: Abendessen auf halbem Geschmacksniveau.

22:12 Uhr: Auf und zu, auf und zu.

4:56 Uhr: Rechts frei, links frei gesprüht.

Tag 10

7:03 Uhr: Zehnter Tag. Rechts wieder zu.

12:22 Uhr: Die Entzugsseite ist kurz vor dem Mittagessen zugegangen. Schade.

22:24 Uhr: Mal auf, mal zu, aber überwiegend durchlässig. Ich setze ein Pflaster für die Nacht auf und träufele ein wenig Öl in beide Seiten.

Nach nun fast zehn Tagen hat sich die Entzugsseite noch immer nicht normalisiert. Ich beschließe am nächsten freien Tag mit dem Entzug der linken Seite zu beginnen. Das wäre dann am Tag Nr. 13. Sollte die rechte Seite bis dahin nicht dauerhaft geöffnet sein, so werde ich für die linke Seite die Reduktionsmethode anwenden. Ich werde diese Seite dann zunächst alle drei Stunden mit Oxymetazolin versorgen, am nächsten Tag dann alle vier Stunden, dann alle fünf Stunden usw. Währenddessen dürfte sich die rechte Seite, so hoffe ich jedenfalls, soweit regeneriert haben, dass die entwöhnte Seite permanent geöffnet ist. Wenn dies der Fall sein sollte, werde ich auch für die linke Seite vollständig auf Oxymetazolin verzichten.

3:21 Uhr: Beidseitig frei.

Tag 11

6:46 Uhr: Elfter Tag. Alles frei. Vollständig. Zu 100 %. So kann es bleiben.

12:39 Uhr: Heute läuft es wirklich gut. Die Entzugsseite war am Morgen für etwa eine Stunde verschlossen, ansonsten frei. Jetzt geht sie langsam wieder zu. Aber ich denke, dies wird nur von kurzer Dauer sein.

13:00 Uhr: Die Entzugsseite ist jetzt vollständig verschlossen. Das ist aber nicht weiter schlimm, daran habe ich mich gewöhnt. Lästig wird es nur, wenn dies während des Essens der Fall ist. Aber das Mittagessen habe ich Gott sei Dank schon hinter mir.

13:28 Uhr: Die rechte Seite öffnet sich allmählich wieder.

22:15 Uhr: Die Entzugsseite war auch heute überwiegend geöffnet. Manchmal nervt es natürlich, aber im Großen und Ganzen scheint sich das rechte Nasenloch und alles, was dazu gehört endlich zu normalisieren. Heute gehe ich ohne Nasenpflaster zu Bett. Mal sehen, ob das klappt.

Tag 12

6:06 Uhr: Zwölfter Tag. Rechts frei. Links frei gesprüht. Die erste Nacht ohne Nasenpflaster lief sehr gut. Ich habe ohne Unterbrechung durchgeschlafen. Das hat Seltenheitswert.

8:09 Uhr: Rechts verschließt sich langsam.

9:22 Uhr: Rechts ist wider Erwarten frei geblieben. Gut so.

10:14 Uhr: Phantastisch. Die Entzugsseite war heute noch kein einziges Mal vollständig verschlossen.

12:00 Uhr: Ausgerechnet vor dem Mittagessen geht die rechte Seite zu. Na super!

12:15 Uhr: Gott sei Dank wieder frei, noch vor dem Mittagessen.

15:18 Uhr: Ich bin heute wirklich zufrieden mit der Entzugsseite. Manchmal geht sie zwar leicht zu, ist aber immer zu mindestens 30 bis 50 % durchlässig.

15:27 Uhr: Man soll den Tag nicht vor dem Abend loben. Rechts zu. Dexpanthenol in beide Seiten.

18:05 Uhr: Die linke Seite blutet leicht. Rechts okay.

22:38 Uhr: Es geht wieder besser. Wenn ich wirklich weitermachen will, fängt der Spaß morgen von vorne an, denn morgen ist die linke Seite dran…

Sieg oder Niederlage

In diesen Tagen wird es sich entscheiden. Schaffe ich noch eine Weile durchzuhalten oder schmeiße ich irgendwann doch hin? Noch ein paar Hürden und es erwartet mich ein Leben ohne Nasenspray. Ein Leben in Freiheit. Ein Leben ohne ständigen chemischen Begleiter. Über die Jahre habe ich die Fläschchen immer bei mir gehabt. Sie sind durch alle Höhen und Tiefen mit mir gegangen. Sie waren immer an meiner Seite. Doch jetzt möchte ich sie nicht mehr brauchen müssen. Ich verabschiede mich. Ich mache es so, wie ich es damals gelernt habe, als ich mit dem Rauchen aufgehört habe. Ich sage „Danke für die gemeinsame Zeit“ und lasse den Wirkstoff, lasse den Freund einfach los. Ich lasse ihn ziehen und gehe meinen Weg von nun an allein.

Mein Entzug, Teil 3

Tag 13

6:00 Uhr: Dreizehnter Tag. Rechts frei. Links musste ich frei sprühen. Den nächsten Schuss gibt es jetzt erst wieder in frühestens drei Stunden.

6:53 Uhr: Rechts zu.

7:30 Uhr: Rechts frei.

10:33 Uhr: Linke Seite noch nicht gesprüht, obwohl ich um 9:00 Uhr gedurft hätte.

11:48 Uhr: Links zu. Bis 12:00 Uhr schaffe ich noch.

12:02 Uhr: Links Oxymetazolin. Rechts frei.

12:13 Uhr: Ich habe einen Fehler gemacht. Ich hätte nur dann sprühen sollen, wenn rechts verschlossen gewesen wäre. Stattdessen habe ich mich auf Zeitintervalle konzentriert. Mist. Na dann eben beim nächsten Mal.

12:21 Uhr: Die linke Seite ist trotz des Sprühens von vorhin nur zu 10 % durchlässig. Ich sprühe nun nicht mehr nach, da rechts ja offen ist.

13:20 Uhr: Rechts und links frei.

14:14 Uhr: Unangenehmes Mittagessen. Rechts zu. Links 50 %.

14:47 Uhr: Rechts vollständig zu. Links vollständig frei. Dexpanthenol beidseitig.

15:26 Uhr: Unverändert.

17:00 Uhr: Nein, ich sprühe nicht.

18:19 Uhr: Nein, auch jetzt nicht.

18:27 Uhr: Das Gute ist, dass ich, obwohl links verschlossen ist, schmecken kann.

18:45 Uhr: Beidseitig frei. Links geht sogar besser als rechts. Vielleicht hat die linke Seite von der Pflege während des Entzugs der rechten Seite profitiert. Schließlich habe ich sie immer mitversorgt, wenn für die Entzugsseite Nasenöl, Meerwasser mit Dexpanthenol oder Nasendusche angesagt war. Gestern habe ich die linke Seite auch „nur" dreizehn Mal sprühen müssen. Vergleichsweise wenig.

21:50 Uhr: Nasenpflaster. Die Situation ist gut auszuhalten.

22:55 Uhr: Links zu. Ich überlege, ob ich die linke Seite für die Nacht sprühen sollte. Solange rechts frei ist, jedenfalls nicht.

Da fällt mir ein: Heute habe ich das Haus zum ersten Mal nach Jahren ohne Spray in der Tasche verlassen. Ich glaube, ich bin auf dem richtigen Weg.

Tag 14

8:29 Uhr: Vierzehnter Tag für rechts, zweiter Tag für links. Die Nacht war recht gut. Die linke Seite war zwar meist verschlossen, aber es war gut auszuhalten. Jetzt ist links (!) frei und rechts zu.

9:10 Uhr: Links noch immer durchlässiger als rechts. Dexpanthenol für beide Seiten.

9:41 Uhr: Beidseitig frei. Herrlich. So wird es sein, wenn ich vollkommen frei davon bin.

9:56 Uhr: Linke Seite zu.

11:16 Uhr: Links zu 30 % geöffnet. Fast 24 Stunden clean.

11:29 Uhr: Beidseitig frei!

12:33 Uhr: Mittagessen unter erschwerten Bedingungen.

16:06 Uhr: 28 Stunden ohne Nasenspray und beidseitig frei. Superklasse!

20:18 Uhr: Es läuft echt gut. Die linke Seite ist meistens frei. Sie hat definitiv von der Behandlung der ersten Entzugsseite profitiert. Meine Frau hat sich einen Schnupfen zugelegt. Schnupfen ist das Letzte, was ich jetzt gebrauchen kann...

22:07 Uhr: Nasenpflaster und Dexpanthenol. Alles im grünen Bereich.

Tag 15

6:16 Uhr: Fünfzehnter Tag für rechts, dritter Tag für links. 42 Stunden ohne Oxymetazolin! Jetzt gibt es kein Zurück mehr! Die Nacht war super. Eigentlich gab es während des Entzugs keine Nacht, in der ich große Probleme gehabt hätte. Links ist frei. Rechts zu. Im Großen und Ganzen geht links tatsächlich besser als rechts.

6:56 Uhr: Links frei. Rechts 50 %.

12:50 Uhr: Jetzt umgekehrt: Links 50 %, rechts frei.

16:51 Uhr: Links zu. Rechts auf.

23:35 Uhr: Alles paletti. Gut auszuhalten. Mal die eine Seite zu, dann die andere, aber auch häufig beidseitig frei.

Tag 16

8:27 Uhr: Sechzehnter Tag für rechts, vierter Tag für links. Die Nacht war super. Beidseitig frei. Links geht etwas besser als rechts.

8:45 Uhr: Wenn die rechte Seite verschlossen ist, wie jetzt gerade, schmecke ich fast nichts. Ist aber rechts offen und links verschlossen, schmecke ich. Seltsam.

9:30 Uhr: Jetzt ist es wieder umgekehrt: Links zu, rechts auf.

12:43 Uhr: Irgendwie ist heute immer eine Seite dicht. Dexpanthenol. Ich bin jetzt schon drei Tage clean!

17:15 Uhr: Heute geht es zwar, aber es war schon besser.

18:33 Uhr: Morgen werde ich zum ersten Mal ohne Spray zur Arbeit gehen. Das Fläschchen im Büro werde ich wohl wegwerfen.

21:23 Uhr: Alles frei. Alles super. So soll es bleiben!

22:50 Uhr: Links zu. Ich setze das letzte Nasenpflaster auf. Morgen werde ich Nachschub besorgen. Nochmals Dexpanthenol.

5:15 Uhr: Alptraum: Ich habe geträumt, ich hätte im Schlaf versehentlich zum Nachttisch gegriffen, in beide Seiten gesprüht und alles wäre umsonst gewesen! Horror. Glücklicherweise steht schon lange kein Oxymetazolin mehr auf meinem Nachttisch.

Tag 17

7:36 Uhr: Siebzehnter Tag für rechts, fünfter Tag für links. Beidseitig frei.

8:51 Uhr: Links seit einer Weile undurchlässig.

11:47 Uhr: Beidseitig zu etwa 80 % frei.

15:32 Uhr: Links zu, rechts frei. Ich habe mein Büro-Fläschchen soeben in den Müll geworfen.

21:55 Uhr: Es läuft gut. Alles frei. Dexpanthenol.

22:44 Uhr: Links verschlossen. Nasenpflaster.

Fünf Tage später

Ich glaube, ich habe es geschafft. Ein tolles Gefühl. Die hundert Tage sind fast um. Das Ziel rückt immer näher. Ich nehme seit drei Tagen gar nichts mehr. Weder Dexpanthenol noch Nasenpflaster. Ich würde sagen, meine Nase hat den Zustand einer ganz gewöhnlichen gesunden Nase zu etwa 95 % erreicht.

Einhundertster Tag

Es ist soweit. Der Tag, an dem ich wissen wollte, wie es weitergeht.

Sehe ich die Notwendigkeit unters Messer zu gehen?

Eindeutig nein!

Bin ich endlich frei von dem Zeug?

Ein klares ja!

Happy End! Es ist geschafft! Wo ein Wille ist, ist auch ein Weg!

Ein Monat später

Ich fühle mich wie neu geboren. Das Haus ohne Spray und ohne Taschentücher verlassen zu können, ist einfach wunderbar. Endlich frei, nach zwanzig Jahren...

Schlusswort

Es ist schon sehr erstaunlich, wie schnell man negative Dinge vergisst. Jetzt bin ich seit ungefähr sechs Wochen wirklich weg von dem Zeug und denke kaum noch an die Zeit, in der ich ohne Taschentücher und ohne Nasenspray scheinbar gar nicht leben konnte.

Sechs Wochen und schon ist das Drama fast vergessen. Sechs Wochen und ein Leben ohne Nasenspray ist ganz normal geworden. Auch wenn heute noch das eine oder andere Mal eine Seite der Nase zuschwillt, so geht es doch immer schnell vorbei und die Abstände, wenn man denn von solchen überhaupt sprechen kann, werden immer größer. Nasenspray ist für mich tabu geworden und ich habe mir vorgenommen, bei dem nächsten Schnupfen, der ja irgendwann unweigerlich kommen wird, unbedingt ohne auszukommen. Stattdessen werde ich zu meinen lieb gewonnenen kleinen Helfern greifen, die völlig harmlos sind: Nasenpflaster, Nasendusche und Meerwasser mit Dexpanthenol. Was braucht die Nase mehr? Und sollte es aus ärztlicher Sicht einmal notwendig werden, doch schleimhautabschwellende Mittel zu verwenden, dann keinesfalls länger als drei Tage, das steht für mich fest.

Rückblickend hätte ich wirklich nicht gedacht, dass der Entzug dann doch so einfach verlaufen würde. Die Entwöhnung hat zwar länger gedauert als ich dachte. Aber es war kaum eine Nacht dabei, in der ich so große Probleme gehabt hätte, dass sie mir den Schlaf geraubt hätten. Der Griff zum Sprayfläschchen lag sicher oftmals nahe, doch mit dem Ziel vor Augen ließ es sich im Großen und Ganzen recht gut aushalten. Am Anfang habe ich die Stunden seit dem letzten Schuss gezählt, dann die Tage und zum Schluss die Wochen. Jetzt kann ich aufhören damit und das Kapitel Nasenspray für immer schließen.

Ich habe es geschafft und Sie können das auch! Das ist so sicher wie das Amen in der Kirche.

Falls Sie es noch nicht getan haben, so geben Sie sich jetzt einen Ruck! Gehen Sie den ersten Schritt in ein Leben ohne Nasenspray. Investieren Sie ein paar Euro und besorgen Sie sich diese kleinen nützlichen Helfer. Und dann fangen Sie einfach an. Nur ein wenig Disziplin und schon bald werden Sie frei sein. Sie werden sich fragen, warum Sie diesen Weg nicht schon viel früher gegangen sind...

Ich wünsche Ihnen viel Erfolg und allzeit eine freie Nase!

Schreiben Sie mir!

Ich nehme Ihre Meinung, Ihre Erfahrungen, Ihr Lob und Ihren Tadel gerne entgegen unter

einlebenohnenasenspray@hotmail.de